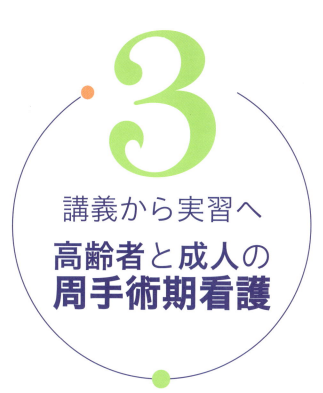

講義から実習へ
高齢者と成人の
周手術期看護 3

開腹術／腹腔鏡下手術を受ける患者の看護

第3版

編著
竹内登美子

医歯薬出版株式会社

執筆者一覧

●編 集
竹内登美子　富山県立大学看護学部教授

●執 筆
青栁 寿弥　富山県立大学看護学部
北林 正子　富山県立大学看護学部
斉藤伊都子　順天堂大学医学部附属浦安病院看護部
竹内登美子　編集に同じ
道券夕紀子　金城大学看護学部
新鞍真理子　富山大学大学院医学薬学研究部
比嘉 肖江　富山県立大学看護学部
牧本奈津子　元富山大学大学院医学薬学研究部
安田 智美　富山大学大学院医学薬学研究部
山下 暢子　群馬県立県民健康科学大学看護学部

（五十音順）

This book is originally published in Japanese
under the title of :

Kogi-kara Jisshu-he
Koreisha-to Seijin-no Shushujutsukikango 3
Kaifukujutsu / Fukukukyokashujutsu-wo
Ukeru Kanja-no Kango
(From Lecture to Nursing Practice
Perioperative Nursing for Adult and Elderly 3
Nursing of a patient receiving peritoneotomy
/ laparoscopic colectomy)
Editor :
Takeuchi, Tomiko
　Professor, Toyama Prefectural University

© 2000 1st ed.
© 2019 3rd ed.

ISHIYAKU PUBLISHERS, INC.
　7-10, Honkomagome 1 chome, Bunkyo-ku,
　Tokyo 113-8612, Japan

第3版改訂にあたって

　本書は主に，看護学生や新人ナースを対象として執筆したものですが，熟練ナースや手術看護認定ナースの皆様も読者であり，わかりやすいという声を得ています．それらの声に後押しされて，第3版改訂では，写真やビデオ映像を導入し，さらなるわかりやすさに努めました．視覚や聴覚を駆使した学びによって，学習効果が高まることを願っています．

　また，数年前から医師や患者向けの診療ガイドラインが増え，ガイドラインの改訂版も多く発刊されてきています．「急性腹症診療ガイドライン2015」（日本腹部救急医学会・他編集）では，腸管麻痺（イレウス）と腸閉塞の定義が変わりました．「肺血栓塞栓症および深部静脈血栓症の診断，治療，予防に関するガイドライン」（日本循環器学会・他編集）も，2017年改訂版が発行されています．本書はそれらに対応して，内容を更新しています．

　さらに，超高齢社会となったわが国の実情に応じて，高齢者の特徴をふまえた周手術期看護の記述を増やしました．老年症候群やフレイル，サルコペニアの理解などは，今や周手術看護においても必須事項だといえます．それらの理解とともに，急性期病棟で手術入院や術後の退院支援に関わるナースが，どのような役割を担う必要があるのかという点も加筆しました．

　根拠に基づいた医療／看護実践という点に留意していることは，以前から変わっていませんが，第3版改訂からは，さらに根拠を深めたいという方がすぐに成書を紐解けるように，本文中に文献番号を付して，その引用文献を記載することにいたしました．

　学生や新人ナースの多くは，手術を受けた患者を適切にイメージすることができず，看護援助が患者の回復の後追いになってしまったり，既存の知識を統合することができず，観察したことを看護に結び付けてアセスメントすることができなかったりするものです．しかし，いくつかのヒントやいくつかの参考書等を提示すれば，自ら答えを導き出してくることが多いものです．臨床で実習指導やナースの現任指導を担当しているナースの方々と，大学の看護教員らで執筆された本書が，そのような折に有用な手引きとしてお役に立てば幸いです．

竹内　登美子

はじめに　初版の序

　本書は主に，看護学生や新人ナースを対象としてまとめたものです．読者の方々が，講義や演習などで得た既存の知識を復習・整理することを助け，看護実践（看護学実習）に活かすことができる実践的テキストとして企画しました．

　従来の成人看護学「外科系」や「急性期」，臨床外科看護学などの類書といえますが，周手術期看護 perioperative nursing，すなわち患者が手術療法を選択するか否かに関する看護から，「手術前・中・後の看護」に焦点をあて，退院するまでの一連のプロセスに関わる看護までを整理しました．

　シリーズ 1 は外来／病棟における術前看護，シリーズ 2 は術中／術後の生体反応と急性期看護，シリーズ 3 は開腹術／腹腔鏡下手術を受ける患者の看護です．これらに共通していることは，頻度の高い幽門側胃亜全摘出術を受ける患者の看護を中心に記述しながら，噴門側手術の場合や，食道あるいは大腸手術，腹腔鏡下手術，開胸手術の場合などと比較検討して知識を広げていけるように構成した点です．麻酔に関する知識についても同様で，全身麻酔と硬膜外麻酔下で手術を受ける患者の看護を中心に学びながら，脊椎麻酔の場合との違いが理解できるように構成されています．

　特に，「手術を受ける患者と家族の心理を理解するための看護の要点」，「手術療法の理解と看護実践に必要な解剖・生理学の知識」，「術後合併症予防のための看護技術と指導」に力点をおいています．これらは，周手術期看護の基礎ともいえる必須概念と技術だからです．そしてその際，現在の医療・看護に応じた最新の知見を盛り込んで記述するように努めました．

　その他の特徴としては，章の内容を適切に理解する助けとして学習目標 objectives を明示したこと，図表やイラストを多くしてビジュアルな紙面としたこと，知識の整理を促進するために看護過程の展開例を入れたこと，各章に適宜 Q & A や PLUS ONE としてコラムを入れ，追加情報や知識の補足をしたことなどがあげられます．

　学生や新人ナースの多くは，手術を受けた患者を適切にイメージすることができず，看護援助が患者の回復の後追いになってしまったり，既存の知識を統合することができず，観察したことを看護に結びつけてアセスメントすることができなかったりするものです．しかし，幾つかのヒントを与えたり，幾つかの参考書を提示すれば，自ら答えを導き出してくることが多いのも事実です．臨床で実習指導や新人ナースの指導を担当しているナースの方々と，看護教員養成課程および看護大学の教員で執筆された本書が，そのような折に有用な手引きとしてお役に立てば幸いです．

竹内　登美子

CONTENTS

第1章 近年の医療の方向性と周手術期看護 ··················· 1

1 急性期病棟における退院支援（新鞍真理子・北林正子）··················· 1
- ❶ 医療の方向性と看護・介護 ··················· 1
- ❷ 病院における退院支援 ··················· 2
- ❸ 退院支援と退院調整 ··················· 4
- ❹ 退院支援・退院調整の3段階 ··················· 5
  - （1）第1段階 ··················· 5
  - （2）第2段階 ··················· 6
  - （3）第3段階 ··················· 7
- ❺ 退院支援の評価 ··················· 9
  - （1）モニタリング ··················· 9
  - （2）退院支援の評価 ··················· 9
- ❻ 退院支援看護師に求められる機能 ··················· 10

2 周術期口腔機能管理と看護（竹内登美子）··················· 11
- ❶ 周術期口腔機能管理の概要と看護への活かし方 ··················· 11
- ❷ 術前・術後の口腔ケアの目的 ··················· 13
- ❸ 高齢者の健康と口腔ケア ··················· 13
  - （1）口腔内アセスメントの要点 ··················· 13
  - （2）口腔ケアの実施 ··················· 14
    - Ⓐ生歯が全部あるいは一部残っているときのケア ··················· 14
    - Ⓑ総義歯を用いているときのケア ··················· 14
  - （3）口腔機能の状態 ··················· 15
  - （4）口腔ケアの効果 ··················· 15
    - PLUS ONE 口腔内リンス液（洗口液）の種類と留意点 ··················· 15

第2章 胃切除術を受ける患者の看護 ··················· 17

1 基礎知識（竹内登美子・青栁寿弥・山下暢子）··················· 17
- ❶ 胃の解剖・機能の理解 ··················· 17
  - （1）胃の位置と形状 ··················· 17
  - （2）胃の構造 ··················· 17
    - Ⓐ粘膜 ··················· 17
    - Ⓑ粘膜下層 ··················· 18
    - Ⓒ固有筋層 ··················· 18
    - Ⓓ漿膜 ··················· 19
    - PLUS ONE 胃の「手前（食道）」と「後ろ（十二指腸）」はどうなっているの？ ··················· 19

v

(3) 胃の機能 ……………………………………………………………… 20

❷ 胃周辺各種臓器や循環系・神経系の理解 ……………………………… 20
  (1) 胃周辺各種臓器 ……………………………………………………… 20
  (2) 胃の循環系 …………………………………………………………… 21
    A動脈 ………………………………………………………………… 21
    B静脈 ………………………………………………………………… 22
    Cリンパ管 …………………………………………………………… 22
  (3) 胃の神経系 …………………………………………………………… 22
    A交感神経 …………………………………………………………… 22
    B副交感神経 ………………………………………………………… 23

❸ 胃癌の進行度分類と浸潤・転移・症状 ……………………………… 23
  (1) 胃癌の進行度分類と浸潤 …………………………………………… 23
  (2) 胃癌の転移 …………………………………………………………… 24
  (3) 胃癌の症状 …………………………………………………………… 25

❹ 術式の理解 ……………………………………………………………… 26
  (1) 定型手術 ……………………………………………………………… 27
  (2) 非定型手術 …………………………………………………………… 27
  (3) 胃癌の手術の種類 …………………………………………………… 27
    A胃全摘術 …………………………………………………………… 27
    B幽門側胃切除術 …………………………………………………… 29
    C幽門保存胃切除術（pylorus preserving gastrectomy；PPG） … 29
    D噴門側胃切除術 …………………………………………………… 30
    PLUS ONE 胃内容物の逆流防止と His 角 ……………………… 30

❺ 術後の補助化学療法 …………………………………………………… 30
    PLUS ONE 胃癌の腹腔鏡下手術とは？ ………………………… 31

2 術後の患者理解と看護（青柳寿弥・山下暢子） ………………… 32

❶ 術後合併症および患者の苦痛の理解と看護 ………………………… 32
    A術後出血 …………………………………………………………… 32
    ➡原因…32 ／症状と治療…32 ／看護の留意点…34
    B縫合不全 …………………………………………………………… 34
    ➡原因…34 ／症状と治療…35 ／看護の留意点…36
    PLUS ONE 「縫合」と「吻合」って，どこが違うの？ ………… 36
    C術後のイレウス（腸管麻痺）と腸閉塞 ………………………… 36
    Dダンピング症候群 ………………………………………………… 37
    ➡原因…37 ／症状と治療…37
    ➡原因…38 ／症状と治療…38
    E逆流性食道炎 ……………………………………………………… 38
    ➡原因…38 ／症状と治療…39 ／看護の留意点…39
    F術後貧血 …………………………………………………………… 39
    ➡原因…39 ／症状と治療…39 ／看護の留意点…39
    PLUS ONE 似ている用語：“ドレーン”と“ドレナージ”はどう違うの？ …………… 40

❷ 生活状況を整えるための看護 ……………………………… 40
　(1) ドレーン管理 ………………………………………………… 40
　　🅐ドレーンの管理技術 ………………………………………… 40
　(2) 肺音の聴取 …………………………………………………… 42
　　🅐胃切除後の肺音の聴取 ……………………………………… 42
　　🅑肺葉の位置の確認 …………………………………………… 42
　　🅒肺音の聴取法 ………………………………………………… 43
　　🅓肺音の分類 …………………………………………………… 44
　(3) 離床への援助 ………………………………………………… 46
　　🅐長期安静臥床にて生じやすい障害と離床 ………………… 46
　　🅑離床の援助の技術 …………………………………………… 47
　(4) 指導技術 ……………………………………………………… 48
　　🅐胃切除後における指導技術 ………………………………… 48
　　🅑指導技術の4つの段階 ……………………………………… 48
❸ 退院へ向けての看護─食事指導を中心に─ …………… 49
　(1) 胃切除後の退院に向けての看護 …………………………… 49
　(2) 食事指導の計画立案に収集しておく情報 ………………… 49
　(3) 指導内容 ……………………………………………………… 50
　　🅐合併症予防のための指導 …………………………………… 50
　　🅑栄養素およびカロリーの不足予防のための指導 ………… 50
　(4) 指導の注意点 ………………………………………………… 50
　　PLUS ONE 認知症高齢者とのコミュニケーション法 ……… 51

3 ◀ 看護過程の展開（青柳寿弥・山下暢子）……………… 52

❶ 事例その1（術前から術後4日目まで） …………………… 52
　(1) 患者の概要 …………………………………………………… 52
　(2) 患者の経過 …………………………………………………… 54
　　🅐入院までの経過 ……………………………………………… 54
　　🅑入院から手術までの経過 …………………………………… 54
　　🅒手術後の概要 ………………………………………………… 55
　　🅓術後の経過（術直後～術後4日まで）…………………… 56
❷ 術後4日までのアセスメントと今後に向けての看護計画 ……… 58
❸ 長期／短期目標・具体策 …………………………………… 65
❹ 事例その2（術後5日目以降） …………………………… 66
　　🅐術後の経過（5日目以降）………………………………… 66
❺ アセスメント（退院前）と看護上の課題（看護診断） …… 68
❻ 退院に向けた解決目標・具体策 …………………………… 70
❼ 評価の実際 …………………………………………………… 74
　　PLUS ONE 介護保険申請のすすめ …………………………… 80
　　　　　　　患者さん目線から環境を整えていますか？ ……… 81

vii

第3章 腹腔鏡下結腸切除術を受ける患者の看護 ⋯⋯ 82

1 基礎知識（道券夕紀子・牧本奈津子・斉藤伊都子） ⋯⋯⋯⋯⋯⋯⋯ 82

❶ 大腸の解剖・機能の理解 ⋯⋯⋯⋯⋯⋯⋯⋯⋯⋯⋯⋯⋯⋯⋯⋯ 82

（1）大腸の解剖 ⋯⋯⋯⋯⋯⋯⋯⋯⋯⋯⋯⋯⋯⋯⋯⋯⋯⋯⋯⋯⋯ 82

（2）大腸の機能 ⋯⋯⋯⋯⋯⋯⋯⋯⋯⋯⋯⋯⋯⋯⋯⋯⋯⋯⋯⋯⋯ 84

　Ⓐ大腸における消化・吸収 ⋯⋯⋯⋯⋯⋯⋯⋯⋯⋯⋯⋯⋯⋯⋯ 84

　Ⓑ大腸の運動機能 ⋯⋯⋯⋯⋯⋯⋯⋯⋯⋯⋯⋯⋯⋯⋯⋯⋯⋯ 85

❷ 大腸周辺の各種臓器と循環系・神経系の理解 ⋯⋯⋯⋯⋯⋯⋯⋯ 87

（1）大腸の循環系 ⋯⋯⋯⋯⋯⋯⋯⋯⋯⋯⋯⋯⋯⋯⋯⋯⋯⋯⋯ 87

（2）大腸の神経系 ⋯⋯⋯⋯⋯⋯⋯⋯⋯⋯⋯⋯⋯⋯⋯⋯⋯⋯⋯ 87

（3）大腸周辺の各種臓器 ⋯⋯⋯⋯⋯⋯⋯⋯⋯⋯⋯⋯⋯⋯⋯⋯ 87

❸ 術式の理解 ⋯⋯⋯⋯⋯⋯⋯⋯⋯⋯⋯⋯⋯⋯⋯⋯⋯⋯⋯⋯⋯ 90

　PLUS ONE 硬膜外鎮痛薬注入法と大腸の運動促進 ⋯⋯⋯⋯⋯ 90

　　　　　　大腸癌の腹腔鏡下手術について ⋯⋯⋯⋯⋯⋯⋯⋯ 91

（1）気腹法と吊り上げ法 ⋯⋯⋯⋯⋯⋯⋯⋯⋯⋯⋯⋯⋯⋯⋯⋯ 92

　Ⓐ穿刺式気腹法 ⋯⋯⋯⋯⋯⋯⋯⋯⋯⋯⋯⋯⋯⋯⋯⋯⋯⋯ 92

　Ⓑ気腹針を用いない気腹法 ⋯⋯⋯⋯⋯⋯⋯⋯⋯⋯⋯⋯⋯ 92

　Ⓒ腹壁吊り上げ法 ⋯⋯⋯⋯⋯⋯⋯⋯⋯⋯⋯⋯⋯⋯⋯⋯⋯ 93

（2）腹腔鏡下結腸切除術の必要物品 ⋯⋯⋯⋯⋯⋯⋯⋯⋯⋯⋯ 94

（3）手術体位と器械類の配置 ⋯⋯⋯⋯⋯⋯⋯⋯⋯⋯⋯⋯⋯⋯ 96

（4）腹腔鏡下結腸切除術の麻酔 ⋯⋯⋯⋯⋯⋯⋯⋯⋯⋯⋯⋯⋯ 96

（5）腹腔鏡下結腸切除術の利点と欠点 ⋯⋯⋯⋯⋯⋯⋯⋯⋯⋯ 96

　Ⓐ腹腔鏡下結腸切除術の利点 ⋯⋯⋯⋯⋯⋯⋯⋯⋯⋯⋯⋯ 96

　Ⓑ腹腔鏡下結腸切除術の欠点 ⋯⋯⋯⋯⋯⋯⋯⋯⋯⋯⋯⋯ 97

　Ⓒ腹腔鏡下結腸切除術の問題点 ⋯⋯⋯⋯⋯⋯⋯⋯⋯⋯⋯ 97

2 術前の患者理解と看護（道券夕紀子・牧本奈津子・斉藤伊都子） ⋯ 99

❶ 術前の患者心理と看護の留意点 ⋯⋯⋯⋯⋯⋯⋯⋯⋯⋯⋯⋯⋯ 99

　➡医師が病棟で行うインフォームド・コンセント…100 ／看護の留意点…100

❷ 術前オリエンテーション ⋯⋯⋯⋯⋯⋯⋯⋯⋯⋯⋯⋯⋯⋯⋯⋯ 100

　➡目標…102 ／方法…102

❸ 術前の身体的準備 ⋯⋯⋯⋯⋯⋯⋯⋯⋯⋯⋯⋯⋯⋯⋯⋯⋯⋯ 105

（1）外来で実施された検査データ項目と看護への活用 ⋯⋯⋯ 105

　Ⓐ血液一般検査，血液凝固検査，血液生化学検査 ⋯⋯⋯ 105

　Ⓑ血液型，感染症（B 型・C 型肝炎，梅毒，HIV） ⋯⋯⋯ 105

　Ⓒ胸部 X 線，呼吸機能，心電図 ⋯⋯⋯⋯⋯⋯⋯⋯⋯⋯⋯ 105

（2）手術に向けての準備 ⋯⋯⋯⋯⋯⋯⋯⋯⋯⋯⋯⋯⋯⋯⋯⋯ 106

　Ⓐ輸液・輸血の準備 ⋯⋯⋯⋯⋯⋯⋯⋯⋯⋯⋯⋯⋯⋯⋯⋯ 106

　Ⓑ呼吸トレーニング ⋯⋯⋯⋯⋯⋯⋯⋯⋯⋯⋯⋯⋯⋯⋯⋯ 106

（3）手術前日の準備 ………………………………………………………… 106
　　Ａコロンクリーニング（腸管内洗浄）…………………………………… 106
　　◆目的…106／方法…106
　　Ｂ除毛 ……………………………………………………………………… 107
　　◆目的…107／方法…107
　　Ｃ臍処置 …………………………………………………………………… 107
　　◆目的…107／方法…107
　　Ｄ睡眠剤の投与 …………………………………………………………… 108
　　◆目的…108
（4）手術当日の準備 ………………………………………………………… 108
　　Ａ前投薬（premedication）……………………………………………… 108
　　◆目的…108／方法…108

3　術後の患者理解と看護（道券夕紀子・牧本奈津子・斉藤伊都子）………… 109

❶ 術後合併症および患者の苦痛の理解と看護 ………………………………… 109
（1）術後合併症 ………………………………………………………………… 109
　　Ａ無気肺・肺炎 …………………………………………………………… 109
　　◆原因…109／症状と予防・治療…109

　　PLUS ONE　呼吸理学療法とは？ ……………………………………… 110

　　◆看護の留意点…111
　　Ｂ不整脈 …………………………………………………………………… 111
　　◆原因…111／治療…111／看護の留意点…111
　　Ｃ創感染 …………………………………………………………………… 111
　　◆原因…111／症状と治療…111／看護の留意点…111
　　Ｄ術後出血 ………………………………………………………………… 112
　　◆原因…112／治療…112／看護の留意点…112
　　Ｅ縫合不全 ………………………………………………………………… 113
　　Ｆイレウス，腸閉塞 ……………………………………………………… 113
　　Ｇ肩痛，皮下気腫 ………………………………………………………… 113
　　◆原因…113／症状と治療…113／看護の留意点…113
　　Ｈ腕神経叢麻痺 …………………………………………………………… 114

❷ 排便コントロールのための看護 ……………………………………………… 114
　　Ａ腸蠕動音の聴取 ………………………………………………………… 114
　　◆目的…114／異常音…114
　　Ｂ温罨法 …………………………………………………………………… 114
　　◆目的…114／方法…114／留意点…115
　　Ｃ排泄習慣の指導 ………………………………………………………… 115
　　◆目的…115／内容…115
　　Ｄ運動と休息 ……………………………………………………………… 116
　　◆目的…116／方法…116／留意点…116
　　Ｅ食事療法 ………………………………………………………………… 116
　　◆目的…116／内容…116／留意点…116

ix

　　　　　　Ｆ薬物療法 ……………………………………………………… 116
　　　　　　➡留意点…116

　　　　PLUS ONE 便秘のために指圧を行っていますか？ ……………………… 117

　❸ 退院に向けての看護 ……………………………………………………… 119
　　（1）退院に向けて患者・家族が抱える不安・疑問と一般的な指導内容 … 119
　　　　　　Ａ再発に対する不安 ………………………………………………… 119
　　　　　　Ｂ退院後の食生活 …………………………………………………… 119
　　　　　　Ｃ喫煙可能な時期，アルコール摂取の可能時期 ………………… 120
　　　　　　Ｄ創部の消毒や保護の仕方 ………………………………………… 120
　　　　　　Ｅ入浴開始時期 ……………………………………………………… 120
　　　　　　Ｆ性生活の開始時期 ………………………………………………… 120
　　　　　　Ｇ市販薬の内服 ……………………………………………………… 120
　　　　　　Ｈ社会復帰の時期 …………………………………………………… 120
　　　　　　Ｉ旅行やスポーツの開始可能な時期 ……………………………… 121
　　　　　　Ｊ受診が必要な異常症状 …………………………………………… 121

第4章　人工肛門造設術を受ける患者の看護 …………… 122

1　基礎知識（安田智美・比嘉肖江）……………………………………… 122

　❶ 腸の解剖・機能の理解 …………………………………………………… 122
　　（1）大腸の定義 ……………………………………………………………… 122
　　（2）大腸の区分と直腸の区分 ……………………………………………… 122
　　（3）直腸周囲の血管系 ……………………………………………………… 124
　　（4）直腸周囲のリンパ管系 ………………………………………………… 125
　　（5）直腸周囲の神経系 ……………………………………………………… 126
　　（6）大腸の機能 ……………………………………………………………… 127
　❷ 大腸癌の病態 ……………………………………………………………… 128
　　（1）組織学的分類 …………………………………………………………… 128
　　（2）病期分類 ………………………………………………………………… 128
　　（3）大腸癌の臨床症状 ……………………………………………………… 130
　　（4）大腸癌の検査・確定診断 ……………………………………………… 131
　　　　　　Ａ検診法 …………………………………………………………… 131
　　　　　　Ｂ診断法 …………………………………………………………… 131
　　　　　　Ｃ治療方針を決めるための検査 ……………………………… 131
　　（5）大腸癌の治療方法 ……………………………………………………… 132

　　　　PLUS ONE CEA（癌胎児性抗原 carcinoembryonic antigen）とは？ … 132

　❸ 術式の理解 ………………………………………………………………… 133
　　（1）内視鏡的切除術 ………………………………………………………… 133

x

(2) 外科的切除術 ……………………………………………………………………… 133

PLUS ONE ストーマに関する語句の説明 …………………………………………… 136

2 術前の患者理解と看護 （安田智美・比嘉肖江） …………………………… 137

❶ 術前アセスメント …………………………………………………………………… 137
(1) 健康認知 - 健康管理パターン ………………………………………………… 137
(2) 栄養 - 代謝パターン …………………………………………………………… 137
(3) 排泄パターン …………………………………………………………………… 137
(4) 活動 - 運動パターン …………………………………………………………… 137
(5) 認知 - 知覚パターン …………………………………………………………… 137
(6) 自己認識 - 自己概念パターン ………………………………………………… 137
(7) 役割 - 関係パターン …………………………………………………………… 138
(8) 性行動 - 生殖パターン ………………………………………………………… 138
(9) コーピング - ストレス耐性パターン ………………………………………… 138
(10) 価値 - 信念パターン ………………………………………………………… 138

❷ 術前の患者心理 …………………………………………………………………… 138
PLUS ONE 皮膚・排泄ケア認定看護師とは？ …………………………………… 139
パッチテストとは？ …………………………………………………… 140

❸ 術前の身体的準備 ………………………………………………………………… 140
(1) ストーマに関するオリエンテーション …………………………………… 140
(2) ストーマサイトマーキング（ストーマの位置決め）…………………… 141
➡ストーマサイトマーキングの意義…142／ストーマ位置としての条件…142
(3) 一般的な術前の準備 …………………………………………………………… 142
(4) 大腸の術前処置 ………………………………………………………………… 142

3 術後の患者理解と看護 （安田智美・比嘉肖江） …………………………… 144

❶ 術後合併症および患者の苦痛の理解と看護 ………………………………… 144
Ａ術後出血 ………………………………………………………………………… 144
➡術後出血のアセスメントポイント…144
Ｂ創痛 ……………………………………………………………………………… 144
➡創痛のアセスメントポイント…145
Ｃイレウス（腸管麻痺）と腸閉塞 …………………………………………… 145
➡イレウス，腸閉塞のアセスメントポイント…145
Ｄ排尿障害 ………………………………………………………………………… 145
➡排尿障害のアセスメントポイント…146
Ｅ縫合不全 ………………………………………………………………………… 147
Ｆ感染 ……………………………………………………………………………… 147
➡骨盤内死腔炎・創感染のアセスメントポイント…147
Ｇボディイメージの変化 ………………………………………………………… 148
Ｈ性機能障害 ……………………………………………………………………… 148
Ｉストーマ合併症 ………………………………………………………………… 148

❷ ストーマのセルフケア 150

 PLUS ONE 人工肛門をつくったことによる心身の変化と生活への影響 150

 (1) 自然排便法 151
   A セルフケア確立のためのアセスメント 151
   B セルフケアのゴールの設定 151
   C セルフケア開始の時期 151
   D セルフケア指導の進め方 151
   E セルフケア指導を行ううえでの注意 151
   F 基本的なストーマケア 152

 (2) 灌注排便法 154

❸ 退院に向けての看護 156

 (1) 退院後の生活上の注意 156
   ➡食事…156／排泄…156／入浴…156／運動やスポーツ…156／衣服…157／
   通学または通勤…157／旅行…157／性生活…157

 (2) ストーマ用品の管理方法 158
   ➡入手方法…158／管理方法…159／廃棄方法…159

 (3) 災害時の対応 159
   ➡災害への備え…159／支援体制…159／緊急時ストーマ用品無料提供…160

 (4) 患者会 160

 (5) 社会保障制度の活用 160

 (6) 定期受診とストーマ外来 161

❹ 社会資源の活用 161

 (1) 身体障害者手帳の交付 161
   ➡身体障害者手帳の申請・交付…161

 (2) ストーマ装具（日常生活用具）給付 162
   ➡ストーマ装具（日常生活用具）給付の申請手順…162

 (3) 医療費控除 162

 (4) その他 162

4 看護過程の展開（安田智美）................................ 163

❶ 事例 163

❷ アセスメント 164

 (1) 生理的様式 164

 (2) 自己概念様式 164

 (3) 役割機能様式 165

 (4) 相互依存様式 165

❸ 術後の看護診断 165

❹ 解決目標・具体策 166

> ストーマの関連動画 QR コード 172

索引 173

装丁・本文デザイン／株式会社 サンビジネス　　イラスト／ホンマヨウヘイ・卯坂亮子

第1章

近年の医療の方向性と周手術期看護

1 急性期病棟における退院支援

OBJECTIVES
1 医療の方向性と退院支援の位置づけを理解する
2 退院支援のプロセスを理解する
3 急性期病棟で退院支援にかかわる看護師の役割を理解する

❶ 医療の方向性と看護・介護

　平成24（2012）年2月に閣議決定された「社会保障・税一体改革大綱」では，医療の方針として，①病院・病床機能の分化・強化，②在宅医療の推進，③医師確保対策，④チーム医療の推進が示された[1]．これに基づき，医療法では，平成25年度より都道府県ごとの目標値を記載した医療計画が実施された．医療計画では，5疾患5事業ごとの医療体制の見直しに加えて，在宅医療や災害医療の充実などが検討された．5疾患とは，がん，脳卒中，心筋梗塞などの心血管疾患，糖尿病，精神疾患の治療または予防に関することであり，5事業とは，救急医療，災害時における医療，僻地の医療，周産期医療，小児医療の確保に必要な事業である．また，医療計画では，医療連携体制のなかで，在宅医療を担う医療機関は，介護保険事業計画との連携が必要であるとされた．

　一方，介護保険法に基づく介護保険事業計画では，平成24年度から「地域包括ケアシステム」の構築が打ち出され，介護，医療，予防，住まい，生活支援の5つの視点での取り組みが包括的，継続的に提供されることを目指した．そのなかの1つである医療と介護の連携強化では，24時間対応の在宅医療，訪問看護やリハビリテーションの充実強化により，入院，退院，在宅復帰を通して切れ目ないサービスの提供が必要であるとされている[2]．

　このような医療と介護の連携強化の方向性は，平成24年の診療報酬と介護報酬の同時改

定にも反映された．さらに，平成 24 年度は「新生在宅医療・介護元年」として，在宅医療・介護を推進するため「在宅医療・介護推進プロジェクト」が立案され，介護を含めた在宅医療の充実を図るための医療計画と連動することとなった[3]．

そして，平成 26（2014）年には，持続可能な社会保障制度の確立を図るため「地域における医療及び介護の総合的な確保を推進するための関係法律の整備等に関する法律」（医療介護総合確保推進法）[4,5] が成立した．医療法や介護保険法をはじめとする複数の法律の改正により，効率的かつ質の高い医療の提供体制の構築や地域包括ケアシステムの構築を目指す仕組みである．毎年，国が定める医療介護総合確保基本指針に基づき，都道府県および市町村が計画的に実施するものであり，平成 29 年度は医療計画と介護保険事業計画との整合性確保，在宅医療の整備目標，医療・介護連携推進事業の充実などが行われた．

平成 30 年度には，第 7 次医療計画および第 7 次介護保険事業計画が始まった．また，診療報酬の改定，介護報酬の改定も行われた．いずれも団塊の世代が後期高齢者に達するとされる令和 7（2025）年度までに医療・介護体制の整備および連携の構築を図るための対策が各法律に基づき計画的に実施されている．

今後も進む超高齢社会に向けて，医療は，病院の機能が細分化され病院間の連携が推進されるため，在院日数が短縮し，入院患者は早期に在宅医療へ移行したり転院したりしなければならないことが予測される．急性期病棟に入院している患者は，早期退院により退院後に医療処置や医療的管理を継続しなければならないことが多くなると考えられる．さらに，高齢期にある患者の場合は，身体機能，認知機能，介護状況の課題が生じ退院が難しくなりやすい．そのため，特に高齢者は，入院中から退院後の生活を視野に入れた看護が必要であり，早期からの退院支援が必要である．

❷ 病院における退院支援

入院患者の高齢化が進み，病気の治療が終了しても通常の退院調整の範囲では，退院できない高齢の患者が多くみられるようになった．退院が困難な患者の特徴は，①再入院を繰り返している，②退院後も高度で複雑な継続的医療が必要，③入院前に比べて ADL が低下し，退院後の生活様式の再編が必要，④独居あるいは家族と同居であっても必要な介護を十分に提供できる状況にない，⑤現行制度を利用しての在宅への移行が困難あるいは制度の対象外などがあげられている[6]．患者の状態，家族の状況により，自宅，転院，施設入所など，退院後の移動先が決まらず，退院が延期になりやすい．そのため病院のなかの医療相談室や地域医療連携室では，自宅への退院の場合は医療や介護サービスへの紹介，転院や施設入所の場合はその手配などの退院調整が行われていた．

平成 20（2008）年の診療報酬改定において，75 歳以上の退院困難患者の退院調整の計画と支援に対して「後期高齢者退院調整加算」が新設されたが，平成 22 年度に廃止された．その後，これに代わって，平成 22 年度から，「急性期病棟等退院調整加算」と「慢性期病棟等退院調整加算」が新設され，対象者の年齢が 40 ～ 64 歳の介護保険法で定める特定疾病をもつ者と，65 歳以上の者へと拡大した[7]．そして，入院患者の退院にかかわる調整・支援に関する部門の設置（有床診療所を除く）と専従の看護師または社会福祉士 1 名以上の配置

が義務づけられた.

　その後,平成24年度には「急性期病棟等退院調整加算」と「慢性期病棟等退院調整加算」が統合され「退院調整加算」となり,一般病棟を「退院調整加算1」とし,療養病棟などは「退院調整加算2」となった.さらに,平成26年度には退院調整加算の対象となる患者は,退院困難な要因を有する入院患者であり在宅での療養を希望する者に限定された.また,退院困難な要因は,①悪性腫瘍,認知症または誤嚥性肺炎などの急性呼吸器感染症のいずれかであること,②緊急入院であること,③介護保険が未申請の場合(介護保険法の特定疾病を有する40〜64歳の者および65歳以上の者に限る),④入院前に比べてADLが低下し,退院後の生活様式の再編が必要であると推測されること,⑤排泄に介護を要すること,⑥同居者の有無に関わらず,必要な介護を十分に提供できる状況にないこと,⑦退院後に医療処置(胃ろう等の経管栄養を含む)が必要なこと,⑧入退院を繰り返していること,⑨その他患者の状況から判断して①〜⑧に準ずると認められる場合とされた.

　そして,平成28年度には,「退院調整加算」が廃止となり「退院支援加算(1〜3)」が新設された.退院支援加算1と退院支援加算2の対象となる退院困難な要因は,平成26年度の退院調整加算の場合と同様である.退院支援加算1には,退院支援業務に専従する看護職員または社会福祉士を病棟に配置することが必要である.また,退院支援加算3の対象となる者の退院困難な要因は,①先天奇形,②染色体異常,③出生体重1,500g未満,④新生児仮死(Ⅱ度以上のものに限る),⑤その他,生命に関わる重篤な状態である[8].このように診療報酬のなかでも病棟における退院支援が充実することにより,医療と介護の連携が強化され地域包括ケアシステムの構築につながると考えられる.

　平成30(2018)年度の診療報酬・介護報酬同時改定では,「生活を支える医療」の視点が中心に捉えられ,入院前からの関係者との連携の推進や支援の強化,退院時の地域の関係者との連携の推進など切れ目のない支援となるよう評価が見直された(図1-1).入院を予定している患者が入院生活や入院後にどのような治療過程を経るのかをイメージし,安心して入院医療が受けられるよう,入院中に行われる治療の説明,入院生活に関するオリエンテーション,服薬中の薬の確認,褥瘡・栄養スクリーニングなどを,入院前の外来において実施し支援を行った場合を評価する「入院時支援加算」が新設された.これまで「退院支援加算」としていたものを,入院早期から退院直後までの切れ目のない支援を評価し「入退院支援加算」となった.それに伴い,入退院困難な要因も〔家族又は同居者から虐待を受けている又はその疑いがあること〕,〔生活困窮者であること〕が追加され,「介護を十分に」という表現が「養育又は介護を十分に提供できない状況」に変更となり,小児加算も新設となり小児領域の支援に関しても充実を図るようになった.退院時共同指導への評価対象職種の追加や,障がい福祉サービスの相談員との連携を評価するなど,連携強化が進められている[9].

　しかし,退院支援体制は,病院によりさまざまである.医療相談室や地域医療連携室などの退院支援部門に配置され退院支援を専門に行う看護師は,退院調整看護師または退院支援看護師といい,病棟のなかで退院調整の中心になる担当看護師をDP(discharge planning)係またはリンクナース[10]という.このような退院支援看護師やリンクナースが中心となり退院支援を行う場合や,これらの看護師を配置せず,病棟の主任や看護師長が退院調整を行う場合もある.さらに,退院支援部門と病棟との関係においても,退院支援部門が中心に行

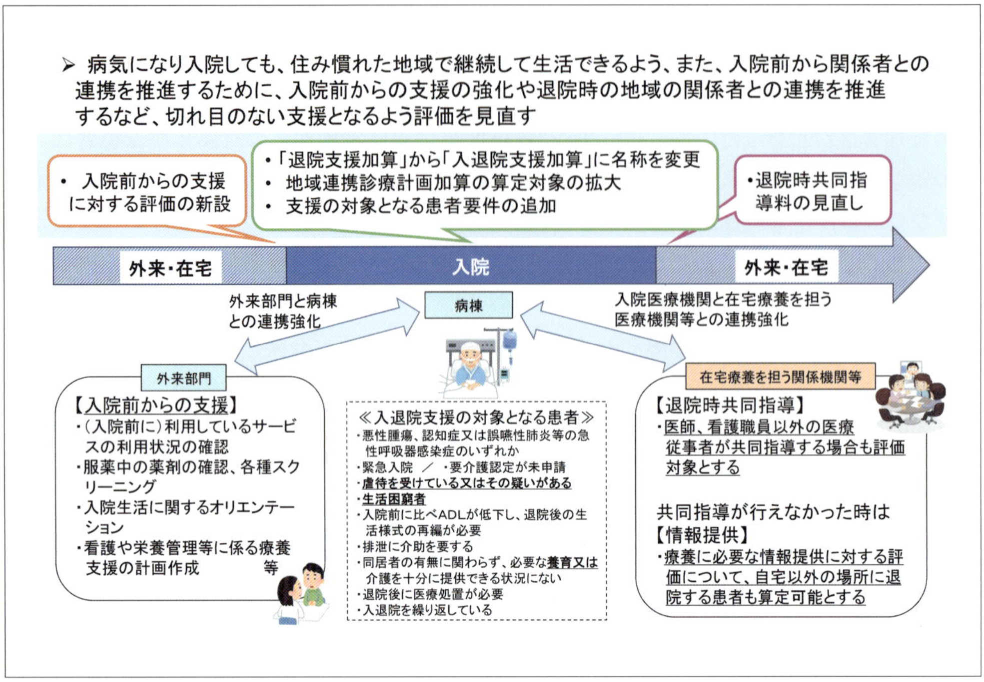

図 1-1 平成 30 年度診療報酬改定による入退院支援の評価

（厚生労働省保険局医療課：平成 30 年度診療報酬改定の概要 医科Ⅰ　2019.
https://www.mhlw.go.jp/file/06-Seisakujouhou-12400000-Hokenkyoku/0000198532.pdf）

う場合，病棟と退院支援部門が協働で行う場合，病棟が中心に退院支援を行う場合もあり，
退院支援体制はさまざまである[11]．

　今までの急性期病棟の看護師は，退院支援に直接関わってこなかった病院が多いと思われ
るが，図 1-2 に示したように，入院直後から病棟看護師による退院を目指した看護計画立案
や，多職種連携による退院支援カンファレンスはルーチン化されてきている．特に，手術を
受けた患者の入院期間が短くなっており，急性期病棟の看護師が退院支援および退院調整の
視点と知識をもつことの重要性はますます高まることであろう．

❸ 退院支援と退院調整

　診療報酬の「退院調整加算」からみると，「退院支援」は，通常の退院調整では退院が困
難であり退院支援計画の立案および退院調整が必要な患者とその家族に対して行う支援のこ
と[12]を指し，「退院支援」と「退院調整」との区別は明確ではない．

　しかし，宇都宮は，『「退院支援」とは，患者が自分の病気や障害を理解し，退院後も継続
が必要な医療や看護を受けながらどこで療養するか，どのような生活を送るかを自己決定す
るための支援であり，「退院調整」とは，患者の自己決定を実現するために，患者・家族の
意向を踏まえて環境・ヒト・モノを社会保障制度や社会資源につなぐなどのマネジメントの

STEP1 （第1段階）
スクリーニングとアセスメント
（外来～入院後48時間以内）
・退院支援の必要な患者のスクリーニング
・アセスメント
・支援の必要性を患者・家族と共有し，動機づけする

STEP2 （第2段階）
受容支援と自立支援
（入院3日目～退院まで）
・継続的にアセスメントし，チームで支援
・患者・家族の「疾患理解」「受容」を支援
・患者・家族の「自己決定」を支援
・「退院後の生活のイメージ」を患者・家族とともに相談・構築

STEP3 （第3段階）
サービス調整
（必要となった時点～退院まで）
・退院を可能とするための制度・社会資源の調整
・地域サービス・社会資源との連携・調整

図1-2　退院支援・退院調整の3段階

（宇都宮宏子編著：退院支援実践ナビ．pp.18-19，医学書院，2011．を参考に作成）

過程である』とし，「退院支援」と「退院調整」を使い分けている[13]．

本章では，「退院支援」を広い概念として捉え，「退院調整」は退院支援に必要な援助方法の1つであると捉えることにする．

❹ 退院支援・退院調整の3段階

急性期医療の現場で効果的に退院支援を進めるため，入院から退院までを3段階に分けて各段階の特徴を示したのが図1-2である[14]．第1段階，第2段階は，主に病棟看護師が主体的に関わり，退院支援部門（退院支援看護師，社会福祉士）がそれをサポートする．第3段階で退院支援部門（退院支援看護師，社会福祉士）が中心となり，社会資源，サービス調整を行う．

(1) 第1段階

第1段階は，退院支援が必要な患者の把握の段階であり，宇都宮は「外来から入院後48時間以内」にスクリーニングを行うことを提唱している．図1-3は，富山大学附属病院で作成した「退院支援スクリーニングシート（2017年修正版）」である．病院により様式は異なるが，シートを用いて通常の退院調整では退院が困難になりやすい要因をもつ患者を早期に発見する．スクリーニングを早期に始めることで，患者・家族の抱くイメージと，現実の退院後のイメージの乖離を最小限にするメリットがある[15]．

地域のケアスタッフからの「入院時情報提供書」には，患者の入院前，生活の場にいたときの様子が把握でき，退院後，地域に戻る際にどのような状態を目標に掲げればよいか，ヒントとなる貴重な情報が詰まっている．入院までの「患者の生活者としての様子」について理解する視点で，積極的に情報を得ていく必要がある[16]．

最近では，平成30年度の診療報酬改定もあり，入院前から退院後の状況，生活を見据えて，

退院支援スクリーニングシート（成人）

記載日　（　　　　　　）　入院日　（　　　　　　）　※入院後3日以内に記入すること

診療科　（　　　　　　）　病棟　（　　　　　　）　受け持ちNs　（　　　　　　）

ID　（　　　　　　）　氏名　（　　　　　　）　年齢　（　　　　）

入院時の主疾患　（　　　　　　）　（　　　　　　）　（　　　　　　）

スクリーニング項目

		A項目	B項目
（ア）疾患	悪性腫瘍	○ あり	○ なし
	認知症	○ あり	○ なし
	誤嚥性肺炎	○ あり	○ なし
	急性呼吸器感染症	○ あり	○ なし
（イ）入院形態		○ 緊急入院	○ 予定入院
（ウ）要介護認定　[特定疾病]		○ 65歳以上だが未申請	○ 申請済み・申請中
		○ 40歳以上65歳未満で特定疾病に該当するが未申請	○ 40歳以上65歳未満で特定疾病に該当しない
			○ 40歳未満
（エ）入院前と比べADLの低下が予測		○ あり	○ なし
（オ）排泄		○ 要介助	○ 自立
（カ）介護力	介護者の有無	○ なし	○ あり
	介護者の介護意思	○ なし	○ あり
（キ）退院後の医療処置		○ あり	○ なし
（ク）入退院の繰り返し		○ あり	○ なし
（ケ）患者の状況から判断してアからクまでに準ずると認められる場合		○ あり（理由を記載する）	○ なし
（ケ）でありの場合の理由			

退院支援計画書　○ 必要　　○ 不要　　○ 要相談

連絡事項

注意事項

＊退院支援スクリーニングシートは、入院期間が4日以上の患者に対して入院から3日以内に行うこと

＊退院支援スクリーニングシートを元に、入院から1週間以内にカンファレンスを行うこと

＊A項目にひとつでもチェックが入る場合には、入院後7日以内に「退院支援計画書」の記載に着手すること

図 1-3 退院支援スクリーニングシート

必要な支援の早期開始により患者・家族が安心して療養生活へ移行できるようにと，PFM（patient flow management）を立ち上げている急性期病院が増加している．外来通院時からチームで関わり，情報を把握し支援している[17]．

（2）第2段階

　第2段階は，医療・ケア継続のための看護介入とチームアプローチの段階であり，病棟看護師が中心となり，退院支援部門と協働で，退院後の生活をイメージして行う支援で，退院

支援カンファレンスの開催，退院支援計画の立案，退院日の検討が行われる．

退院支援カンファレンスでは，主治医，病棟看護師，退院支援部門（退院支援看護師，社会福祉士），リハビリテーションスタッフ，病棟薬剤師，必要に応じて緩和ケアチーム，栄養サポートチーム，褥瘡チームなどが参加して，院内連携を図り，チームアプローチとして退院支援を行う．検討する内容は，医療上の課題，生活介護上の課題について，入院前の状態，現在の状態，退院後に予測される状態を検討し共通理解をもち，支援の方向性を確認し統一する．患者本人・家族がどうありたいか（これからどのように暮らしを続け，どのような医療を受けたいと望んでいるか）を軸にして話し合う．看護師は，医療者主導の決定とならないように，患者本人・家族にとって最善となる選択肢が見いだせるよう調整役となることが求められる[18]．そして，退院支援計画書（図 1-4）を立案し，それぞれの専門職が目標に向かって役割を果たす．

この段階に必要なことは，患者とその家族の思いを傾聴し意思決定を支援すること，病状と変化の予測のインフォームド・コンセント，急変予測の対応の準備，在宅に向けての日常生活動作の改善などがある．

退院支援に必要な医療管理上の課題としては，栄養管理（経口摂取，経管栄養，胃ろう，在宅中心静脈栄養法など），呼吸管理（在宅人工呼吸療法，在宅酸素療法），排泄障害（失禁，膀胱留置カテーテル，自己導尿など），褥瘡，糖尿病（インスリン自己注射），がん（在宅ターミナル），ストマーケアなど[19]についての知識と在宅復帰に向けた処置のシンプル化，家族指導について．また，生活上の課題では，ADL/IADL，認知機能，住環境，介護保険制度などについての知識と対応について理解が必要である．

また，退院支援に必要なリスクマネジメントとして山崎[20]は，①在宅で予測される事故（転倒，骨折，転落，誤薬，チューブ類の抜去，針刺しなど）への対応策の指導と連携，②病状悪化や緊急時の対応（救急車を利用するのか，夜間の往診，緊急時の入院，連携病院など），③合併症への対応（褥瘡，発熱，感染，脱水など），④医療機器使用の際のトラブルや緊急対応（故障時の対応，業者との連絡体制，停電時の対応，メンテナンスの方法など），⑤がん末期や要介護高齢者のターミナル時の対応（在宅での死亡確認や死後の処置対応，入院希望時の対応，週末や休日体制など）をあげている．退院支援部門の病棟専従（または専任）の退院支援看護師，社会福祉士はリンクナースや病棟スタッフと連携して役割分担を行いながら，第2段階ではリスクマネジメントの準備として確認や指導を行い，第3段階の退院時に最終確認を行う．

(3) 第 3 段階

第3段階は，制度・社会資源との連絡・調整の段階であり，退院前後の時期に退院支援部門の退院支援看護師，社会福祉士が中心となり，退院前カンファレンスを開催し，退院後に利用するサービスの具体的な調整を行う．

退院前カンファレンスでは，患者・家族，院内の主治医，病棟看護師，退院支援部門（退院支援看護師，社会福祉士），病棟薬剤師，リハビリテーションスタッフ，（患者の病態に応じて，栄養士，褥瘡管理者，緩和ケアチームメンバーなどにも参加依頼する），院外からはかかりつけ医，訪問看護師，介護支援専門員，福祉用具業者，ホームヘルパーなどが参加し

1 急性期病棟における退院支援

退 院 支 援 計 画 書

患者氏名 　テスト　００４　　　　　様 　　入院日：令和　1　年　6　月　01　日
　　　　　　　　　　　　　　　　　　　　　　計画日：令和　1　年　6　月　02　日
　　　　　　　　　　　　　　　　　　　　　　変更日：　　　　年　　　月　　　日

病棟　　病室	病棟　　　　　　　　　　　　号室
病名 （他に考え得る病名）	【　●●　　　　　　　　　　　　　　　　　】 【　　　　　　　　　　　　　　　　　　　】 【　　　　　　　　　　　　　　　　　　　】
相談者	⦅患者⦆・⦅家族⦆　その他関係者（　　　　　　　　　　　　　　）
退院支援計画を 行う者の氏名 （下記担当者を除く）	主治医：■　　　　　　　　　　病棟責任者：◆ 病棟看護師：▲　　　　　　　　病棟薬剤師：● その他の医療従事者：
退院困難な要因	□悪性腫瘍、認知症または誤嚥性肺炎等の急性期呼吸感染症のいずれかであること ☑入院前に比べ ADL が低下し、退院後の生活様式の再編が必要であること □同居者の有無にかかわらず、必要な介護を十分に提供できる状況にないこと □退院後に医療処置（胃瘻など経管栄養法を含む）が必要なこと □緊急入院であること　　　　　　□介護保険が未申請の場合 □排泄に介護を要する事　　　　　□入退院を繰り返していること □その他の状況から判断して上記の項目に準ずると認められる場合
退院に係る問題点 課題等	☑退院後の療養先　　　　　☑介護力　　　　　☑治療の継続 ☑日常生活自立度の低下　　□療養活の不安　　□経済力 □認知症状　　　　　　　　□その他（　　　　　　　　　　　）
退院へむけた目標設定 支援概要、支援期間	＜退院計画の目標＞ ☑退院後の療養先を決定　　　☑介護保険等の在宅ケアの準備 □転院施設の選定　　　　　　□医療費・療養費の問題解決 □その他（　　　　　　　　　　　　　　　　　　　　　） ＜支援概要＞ ☑退院先の確認　　　　　　　☑在宅療養時の社会資源検索・連絡調整 □転院先検索・連絡調整　　　□経済的支援 □その他（　　　　　　　　　　　　　　　　　　　　　） ＜支援期間＞ 　　　　　退院まで
予想される退院先	☑在宅（サービス利用　　）□医療機関（　　　　　　　　　　） □介護保険施設（　　　　　　　　　　）　□その他（　　　　）
退院後に利用が予想 される社会福祉サービス 等	□訪問診療・往診　　☑訪問看護　　　　□訪問介護　　　□訪問入浴 □配食サービス　　　□ショートステイ　　□福祉用具　　　☑ﾃﾞｲｻｰﾋﾞｽ・ﾃﾞｲｹｱ ☑住宅改修　　　　　□送迎 □その他（　　　　　　　　　　　　　　　　）
退院後に利用が予想さ れる社会福祉サービスの 担当者	□地域包括支援センター（　　　　　　　　　　　　　　　　） ☑居宅介護支援事業所　（　●●●●　　　　　　　　　　　） □その他　　　　　　　（　　　　　　　　　　　　　　　）

注）上記内容は、現時点で考えられるものであり、今後、状態の悪化等に応じて変わり得るものである。

　　病棟退院支援計画担当者　　　　　▲▲　　　　　　　　　　　　　　　印

　　退院支援部門退院支援計画担当者　●●　　　　　　　印 ●●●　　　　印

　　本人・家族（自署）

　　　　　　　　　　国立大学法人　　富山大学附属病院

図 1-4 退院支援計画書

て，包括的なケアのための情報共有を行い，患者・家族が安心して退院できる環境づくりや，安定した退院後の療養生活の確保ができるよう具体的に検討する．退院前カンファレンスを行うには，時間的な効率も考え，事前に情報提供書をやり取りし準備しておくのが望ましい．

院外の連携先は複数ある．平成22年度の診療報酬の改定により，脳卒中と大腿骨頸部骨折の場合，主治医から地域主治医や転院先の主治医への医療連携に地域連携クリティカルパスが用いられ，急性期から回復期，維持期への連携が切れ目なく行われている[21]．平成28年度の改正においては，対象疾患が拡大された．患者が退院後により適切な介護サービスを受けられるよう，入院中から介護支援専門員と連携を行うことで，介護支援連携指導の算定が可能である．その他，病院のリハビリテーションスタッフは訪問リハビリテーションスタッフと，病棟看護師から訪問看護師へは看護情報提供書などを用いて，それぞれ連携を図っている．地域の薬局薬剤師や歯科医師も在宅へ訪問するようになっており，連携が必要とされる．このように退院支援を通して医療と介護・福祉の連携が切れ目なく行われようとしている．

退院支援部門の退院支援看護師と社会福祉士は，退院前カンファレンスでの内容に沿って制度やサービスの調整を行う．両職種の役割分担は，病院により異なるが，退院支援看護師は，医療面や健康面の課題に関して退院に向けての院内の調整と院外の調整を行い，社会福祉士は，主に経済面や制度利用など生活の課題に対しての調整を行う．

❺ 退院支援の評価

篠原の考え[22]を参考に，モニタリングと退院支援の評価について述べる．

(1) モニタリング

退院後，退院支援計画の実施状況を確認することが必要である．患者の状態により異なるが，退院後1カ月以内が望ましい．介護保険を利用している場合は，介護支援専門員の訪問に合わせて，訪問看護サービスを利用している場合は訪問看護師の訪問に同行するなど，退院前カンファレンス時に訪問日を調整し効率化を図る．病棟では，退院後の患者の様子を知る機会がないため，退院支援看護師がモニタリングした結果は，病棟のリンクナースや病棟看護師に知らせ，情報を共有することが必要である．

(2) 退院支援の評価

一般的な事業評価に照合すると，①アウトプット評価では，退院支援の患者数，退院調整の実施回数，カンファレンスの回数など，②プロセス評価では，退院支援の手順や過程が適切か，多職種や他機関との連携は円滑かなど，③アウトカム評価では，患者・家族の満足度や質の向上，平均在院日数の適正化，在宅復帰率，紹介率・逆紹介率，再入院率，退院支援計画の目標達成率などを検討する．

表 1-1 退院支援看護師に求められる機能

カテゴリー（機能）	機能／役割
1) スクリーニング	①対象者の早期発見と特定
2) コミュニケーション	①相談・面接　②信頼関係の構築　③家族関係の調整
3) アセスメントと支援計画作成	①包括的アセスメント　②退院支援計画作成
4) 教育	①患者・家族への教育プログラムの作成と実施
5) 調整	①院内ネットワーク形成　②看護間連携 ③地域社会とのネットワーク形成　④サービス調整
6) エンパワメント	①エンパワメントの促進
7) 社会資源の活用	①情報収集・管理　②情報の活用
8) 評価	①退院調整の評価

❻ 退院支援看護師に求められる機能

　篠原は，退院支援看護師に求められる機能として，8種類の機能をあげている（表 1-1）[23]．

　退院支援看護師に求められる機能のなかでも調整機能は，入院前の前方連携，院内連携，退院後の後方連携のいずれにおいても必要な機能であり，退院支援看護師は，連携の要としての役割を果たしている．

　また，診療報酬の退院支援加算により，急性期病院における退院支援看護師の配置が促進された．これに伴い，全国で退院支援（または調整）看護養成や研修が開催され知識や技術の普及が進んでいる．

　しかし，退院支援は，退院支援部門だけの活動では限界があり，病院全体で取り組むことが必要である．特に，病棟のリンクナースや病棟看護師の退院支援の意識や技術の向上は，より円滑な退院支援に結びつくと考えられる．今後，退院支援看護師のレベルアップに加えて，看護師全体が退院支援に必要な知識や技術を身につけることにより，病院全体がチームとして，患者と家族が安全に安心して退院できる効率のよい退院支援を実践することが可能となると考えられる．

2 周術期口腔機能管理と看護

OBJECTIVES
1 周術期口腔機能管理の概要を理解する
2 術前・術後の口腔ケアの目的を理解する
3 高齢者に対する口腔ケアの必要性と方法を理解する

　肺合併症は術後合併症のなかでも非常に頻度の高いもので，特に高齢者においては，最も頻繁に起こる合併症となっている．また，肺炎はわが国における死亡原因の第5位（2017年）[24]となっており，呼吸器系への援助は周手術期看護のなかでも特に大切な援助の1つといえるだろう．

　口腔内には約100億個の細菌がいるといわれており，菌に付着する歯垢は，食べカスではなく，細菌の固まりである．この歯垢は「うがい」だけでは除去することができない．高齢者の手術が増加しているなか，抵抗力の低下に加えて，全身麻酔の手術では挿管チューブとともに，口腔内にあった細菌が気管内に入り，肺炎を起こすリスクが高まることなどから，口腔ケアはきわめて重要であり，平成24年度診療報酬改定では，周術期口腔機能管理が新設された．平成30年度診療報酬改定では「周術期口腔機能管理の推進」が掲げられている．

❶ 周術期口腔機能管理の概要と看護への活かし方

　厚生労働省の発表によると，わが国の平成29（2017）年の死亡数・死亡率（人口10万対）の死因順位別は，第1位は悪性新生物で約37万3千人，第2位は心疾患で約20万4千人，第3位は脳血管疾患で約10万9千人，第4位は老衰で約10万2千人である（図1-5）．これらの年次推移をみると，悪性新生物は一貫して上昇を続け，昭和56（1981）年以降，こ

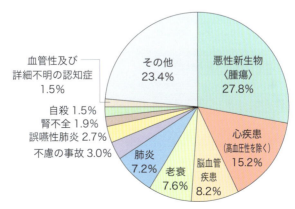

図1-5 主な死因別死亡数の割合（平成29年）
（厚生労働省：平成29年（2017）人口動態統計月報年計（概数）の概況．p.10, 2019.
http://www.pinkribbonfestival.jp/about/pdf/h29.pdf）

れまでずっと第1位である．平成29（2017）年度においては，全死亡者のおよそ4人に1人は悪性新生物で死亡したことになる．

このようななか，平成24年度から5年間のがん基本対策法がスタートし，そのなかの「がん患者の口腔ケアへの取り組み」に対応する形で，平成24年度診療報酬に周術期口腔機能管理が新設された．ここには，医科と歯科が連携してがん患者の口腔管理を実施することが示されている（図1-6）．具体的には，頭頸部・消化器がん，心臓血管外科などの全身麻酔での手術を受ける患者に対し，術前の口腔ケアや応急的な歯科治療の実施，術後には咀嚼や嚥下などの口腔機能の向上を図って，経口摂取・栄養の改善を目指す．これらによって，口腔細菌に起因する肺炎や口腔粘膜炎，嚥下機能障害などの合併症を予防し，早期回復を促して在院日数の短縮やQOLの向上を期待するものである．歯科を併設しない病院では，他の医療機関の歯科に患者を紹介し，口腔機能の管理計画の作成を依頼する．この際，患者の「かかりつけ歯科」に依頼もできる．

このようななか，平成30年度診療報酬改定は，団塊の世代が75歳以上となる2025年と，それ以降の社会・経済の変化や技術革新への対応に向けて実施された．質が高く効率的な医療提供体制の整備とともに，新しいニーズにも対応できる質の高い医療の実現を目指すものである．歯科領域においては，「Ⅰ．地域包括ケアシステムの構築と医療機関の分化・強化，連携の推進」のなかに，周術期等の口腔機能管理の推進が掲げられている．また，「Ⅱ．新しいニーズにも対応でき，安心・安全で納得できる質の高い医療の実現・充実」のなかでは，口腔疾患の重症化予防，口腔機能の低下への対応，生活の質に配慮した歯科医療の推進が，掲げられており，院内感染防止対策の推進やライフステージに応じた口腔機能管理の推進などが挙げられている[25]．

看護師が実施する口腔ケアに対して保険点数がついているわけではないが，歯科医師による計画を導入することによって，看護師による口腔ケアの成果を高め，患者・看護師双方の負担を確実に減らすことができると考えられる．また，看護師は口腔障害に関するアセスメントを実施し，リスクの高い患者は専門家に相談・依頼していくという役割も担う．

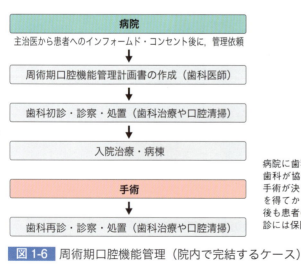

図1-6 周術期口腔機能管理（院内で完結するケース）

病院に歯科・口腔外科が設置されており，院内の医科と歯科が協働して周術期口腔機能管理を行う連携を示す．手術が決まった時点で，主治医から患者へ説明し，同意を得てから歯科受診，処置，手術となる．入院中，退院後も患者の口腔管理を一貫して実施する．なお，この受診には保険診療による医療費がかかる．

❷ 術前・術後の口腔ケアの目的

術前・術後の口腔ケアは必須であり，特に手術のために絶食している期間中は，唾液分泌など口腔の自浄作用が低下しているために，積極的なケアが必要である．既述したように，全身麻酔の手術では挿管チューブとともに，口腔内細菌が気管に押し込まれて術後肺炎を起こすリスクが高まるので，その予防としての口腔ケアが重要である．また，唾液とともに飲み込んだ口腔内細菌が手術した部位に感染するという手術部位の感染予防にもなる．さらに，薬物療法や放射線療法による正常細胞へのダメージによって口腔粘膜炎を生じたり，唾液の分泌低下による口渇を生じたりすることの予防にもなる．また，気管挿管後人工呼吸器管理の患者であれば，人工呼吸器関連肺炎（ventilator-associated pneumonia；VAP）を含めた肺炎の予防になる．

すなわち，術前・術後の口腔ケアの目的は次のようなことである．
①術後の肺炎予防
②手術部位の感染予防
③口腔疾患（う歯・歯周炎）や口腔合併症（口腔粘膜炎）の予防
④口腔機能（話す・飲み込むなど）の低下予防
⑤口腔内の不快症状の緩和・除去
⑥口腔環境の改善（唾液分泌の促進，口腔乾燥の予防，口腔内細菌数のコントロール）

高齢者の手術が増加している今日，術後の肺合併症や手術部位の感染などのリスクを軽減させるために，術前からの積極的な多職種連携や病院連携が求められている．

❸ 高齢者の健康と口腔ケア

戦前は死亡別順位の第1位であった肺炎は，抗生物質の登場によって死亡者数が減り，平成30年度には第5位へと移動した．肺炎で死亡する多くは体力や抵抗力の低下した高齢者である．手術を受ける・受けないにかかわらず高齢者の健康と口腔ケアの重要性をここで再認識し，義歯のケアなど基本的な口腔ケアの技術について復習していただきたい．なお，糖尿病，心血管系疾患，高血圧症，呼吸器疾患などの基礎疾患の有無や服薬の有無とその薬剤名の把握，低栄養のリスクなど，全身状態の把握と管理は当然のことである．

(1) 口腔内アセスメントの要点

高齢者の口腔内に障害が起きる前に，定期的に口腔内アセスメントを行い，予防的ケアを実施しておくことが重要である．口腔内は体重の増減によって変化するので，特に高齢者が手術を受ける前に適合していた義歯が，術後も適合するとは限らない．高齢者からの訴えは一般的に少ないので，看護師による観察が重要であり，ときには固定用のペーストなどを用いた義歯の調整が必要なこともある．口腔内アセスメントの要点を以下に示した．
・舌：湿潤状態，色調，舌苔の有無，圧痛や病変の有無（触診で確認）
・歯肉：色調，発赤・腫脹・疼痛の有無，義歯の不適合による潰瘍形成の有無

- 歯牙：先端部の凹凸，欠損，充塡物の欠落，う蝕，歯牙本数，咬合の適合性，動揺歯の有無
- 義歯：必ず外してから，過剰な磨滅，破損，嚙み合わせなどについて確認する．歯科医師のチェックを最後に受けたのはいつか．
- 口唇：湿潤状態，色調，圧痛や病変の有無（触診で確認）
- 口蓋の状態
- 口腔内の出血（傾向）

（2）口腔ケアの実施

Ａ 生歯が全部あるいは一部残っているときのケア

→フッ化物配合の歯磨き剤と口腔内リンス液を使用する．認知症患者の場合には補助者が必要である．超高齢者には子ども用歯ブラシ（毛先が軟質で，大きさが成人用歯ブラシの約1/3）のほうが使いやすい．また，上肢や手関節を動かす必要がなく，歯に当てるだけの音波ブラシなどの器具を活用することも，高齢者にとっては簡単で便利である．毎回，約2分をかけて歯垢や歯苔を除去し，歯肉を刺激しておく．

→口腔乾燥・舌苔の付着が著しいときは，汚れを柔らかくするために，スポンジブラシを用いて口腔内に口腔粘膜湿潤剤を塗布してから，口腔内清掃を行うとよい．出血がある場合など状況に応じて清掃補助用具を選択する必要がある．

→フロスや歯間ブラシを使用しての歯垢の除去は非常に重要である．適切な方法での実施であれば，1日1回で十分であり，歯間だけでなく歯肉下部も丁寧にケアする．

Ｂ 総義歯を用いているときのケア

義歯やブリッジは，毎食後洗浄して，歯苔を除去することが望ましい．1日1回は次の方法で義歯を歯ブラシで磨くことが必要である．またその後，義歯洗浄液に1晩あるいは数時間，浸しておく．

→市販の歯磨き剤には，研磨剤が入っていて，義歯の素材を傷つける恐れがあるので，用いてはならない．義歯洗浄用のペーストを用いるか，何も使わなくてもよい．義歯用歯ブラシを用いると効率的に磨くことができるが，普通の軟質歯ブラシでも構わない．硬質ブラシを用いると義歯を傷つけるので用いてはならない．義歯は生歯よりも軟質である．義歯を落として破損しないように，手ぬぐいなどを下において磨くとよい．

→外した義歯は水を満たした容器に保管する．消毒を意識して，熱湯に浸したり，アルコールが含まれているマウスウォッシュ液に浸したりしてはならない．また，金属部分付きの義歯は，漂白剤に浸してはならない．

→外観を重視する高齢者は，就寝時にも義歯をはずしたくないかもしれない．しかし，歯肉の圧迫を緩和するためには，少なくとも4時間ははずしておくことが望ましい（日中でも夜間でも可能）．

→歯肉，口蓋，舌は舌ブラシを用い，舌の奥から手前にやさしく撫でるように磨くとよい．あるいはガーゼを巻いた指か手袋をつけて，口腔用ソフトティッシュで汚れを拭き取る．これらは歯肉マッサージによる循環促進も意識しながら行うとよい．

(3) 口腔機能の状態

・咀嚼機能の状況
・摂食嚥下機能の状況
・構音機能の状況

(4) 口腔ケアの効果

・口腔合併症の予防：口腔粘膜炎など
・口腔疾患の予防：う歯や歯周炎など
・口腔機能低下の予防：咀嚼機能や嚥下機能，構音機能
・術後の肺炎予防
・口腔環境の改善

　口腔ケアが不十分であると，十分な栄養摂取ができず体力の低下から抵抗力が低下し，さまざまな合併症を生じるリスクが高まることを理解しておくことが必要である．このことは，口腔ケアの実施によって気分が爽やかになり，食欲の向上や自立した生活につながることを意味しており，生きる喜びや介護負担の軽減にもつながっていく．

　できるだけ自分で磨く，自分で磨けることが基本であり，励ましながら見守ることが大切である．

> **PLUS ONE**
>
> **口腔内リンス液（洗口液）の種類と留意点**
>
> 　口腔内リンス液には主にエチケット用と治療用があります．
> 　エチケット用の口腔内リンス液は，口腔内を爽快にしますが次のような欠点があります．
> 　①アルコールが6～29％含まれていて，口腔内乾燥を起こすことがあります．
> 　②高齢者のアルコール中毒が問題になることもあります．
> 　③爽快感は一過性であり，口腔内疾患の根本原因をわからなくしてしまう可能性があります．
> 　治療用の口腔内リンス液には，歯牙表面と口腔内乾燥に有効な成分が含まれています．しかし，アルコールが含まれているものもありますので，確認が必要です．希釈して使用するタイプのものは，希釈度を守らないと，粘膜に過度な刺激を与えることになります．
> 　真水での含漱は，細菌性の歯垢形成が継続するので，十分ではないといわれています．

引用文献

1) 厚生労働統計協会：国民衛生の動向　厚生の指標　増刊 59（9），176-178，2012.
2) 厚生労働省：介護保険制度改正の概要及び地域包括ケアの理念，p.28，2012.
　http://www.mhlw.go.jp/stf/shingi/2r9852000002lybz-att/2r9852000002lyg0.pdf
3) 前掲書 1) p.181
4) 厚生労働省医政局：医療介護総合確保推進法（医療部分）の概要について．2014.
　https://www.mhlw.go.jp/file/06-Seisakujouhou-12600000-Seisakutoukatsukan/0000038005_1_2.pdf
5) 厚生労働統計協会：国民衛生の動向，厚生の指標 増刊 64（9）pp.25-30，2017.
6) 松下正明監：チームで行う退院支援　入院時から在宅までの医療・ケア連携ガイド．p.9，中央法規出版，2008.
7) 中医協：退院調整（医療介護連携）．2011.
　http://www.mhlw.go.jp/stf/shingi/2r98520000011ga6-att/2r98520000011gkm.pdf
8) メディ・ウォッチ：入院前からの退院支援，診療報酬と介護報酬の両面からアプローチを—入院医療分科会（3）．
　2017．https://www.medwatch.jp/?p=15422
9) 厚生労働省保険局医療課：平成 30 年度診療報酬改定の概要 医科 I．2019.
　https://www.mhlw.go.jp/file/06-Seisakujouhou-12400000-Hokenkyoku/0000198532.pdf
10) 宇都宮宏子・他編：退院支援・退院調整ステップアップ Q & A　実践者からの智恵とコツ．pp.123-128，日本看護協会出版会，2012.
11) 前掲書 6) pp.29-35
12) 前掲書 6) p.8
13) 宇都宮宏子，三輪恭子・編：これからの退院支援・退院調整　ジェネラリストナースがつなぐ外来・病棟・地域．p.10，日本看護協会出版，2011.
14) 宇都宮宏子編著：退院支援実践ナビ．pp.18-19，医学書院，2011.
15) 前掲書 13) p.20
16) 宇都宮宏子監修　坂井志麻編集：退院支援ガイドブック．pp.40-52，学研メディカル秀潤社．2015.
17) 特集　急性期病院に PFM が必要な理由　これからの入退院支援と地域連携のために．看護展望，41（9），2016.
18) 前掲書 15) pp.62-77
19) 前掲書 13) pp.50-126
20) 山崎摩耶：患者とともに創める退院調整ガイドブック—クリニカルパスから看護ネットワークへ．第 3 版，p96，中央法規出版，2012.
21) 前掲書 1) p.180
22) 篠原道子編：ナースのための退院調整　院内チームと地域連携のシステムづくり．pp.78-79，日本看護協会出版，2007.
23) 前掲書 14) pp.44-45
24) 厚生労働省：平成 29 年（2017）人口動態統計月報年計（概数）の概況．p.10，2019.
　http://www.pinkribbonfestival.jp/about/pdf/h29.pdf
25) 厚生労働省医務課：平成 30 年度診療報酬改定の概要．pp.2-3，2019.
　https://www.mhlw.go.jp/file/06-Seisakujouhou-12400000-Hokenkyoku/0000203140.pdf

第2章

胃切除術を受ける患者の看護

1 基礎知識

OBJECTIVES

1 胃の解剖・機能を理解する
2 胃の周辺臓器や循環系・神経系を理解する
3 胃癌の進行度分類と浸潤・転移・症状を理解する
4 胃切除術の種類と再建法を理解する
5 術後の補助化学療法を理解する

❶ 胃の解剖・機能の理解

(1) 胃の位置と形状

　胃は，食道から続き十二指腸へ至る弓型の消化管である（図 2-1）．食道から胃への入口を噴門部，十二指腸への出口を幽門部と呼ぶ．弓型の外側は大彎，内側は小彎と呼ばれ，小彎はほぼ下 1/3 に位置する胃角で折れ曲がっている．噴門部の左で，横隔膜の下面に沿って円錐状にもり上がっている部分を胃底部と呼び，次いで胃角までを胃体部と呼ぶ．胃角からの幽門部では幽門括約筋のために粘膜が内側に持ち上げられ，幽門弁をつくっている．

(2) 胃の構造

　胃壁は，粘膜層，粘膜下層，固有筋層，漿膜の 4 層から成る（図 2-2）．

🅰 粘膜

　胃の粘膜層は胃壁の厚さの約半分を占める．粘膜の内側に多くのひだがみられ，表面には無数の胃小窩と呼ばれる肉眼でやっと確認できる程度の小さなくぼみがある．この胃小窩に胃腺が開口している．胃腺は，以下の 3 種類に分類される．

　a. 胃底腺（固有胃腺）：胃底部および胃体部に分布する．

・ペプシノーゲン（タンパク質分解酵素であるペプシンの前駆物質）を分泌する主細胞，

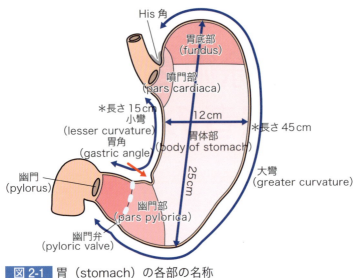

図 2-1 胃（stomach）の各部の名称

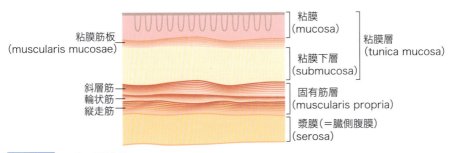

図 2-2 胃壁の層構造

- ペプシノーゲンを活性化する塩酸を分泌する壁細胞，
- 粘液を分泌する副細胞から成る（図 2-3）．

b. **噴門腺**：噴門付近にある腺で，粘液の産生細胞から成る．

c. **幽門腺**：幽門部に存在する．大多数は，タンパク質分解酵素により胃自身が分解されることを防ぐアルカリ性の粘液を分泌する粘液分泌細胞である．
また，ガストリンの内分泌を行うガストリン分泌細胞（G 細胞）がある．

B 粘膜下層

胃液の分泌にかかわるマイスナー神経叢（粘膜下層神経叢）を含む．

C 固有筋層

3 層の平滑筋から成る．内側から斜走筋層，輪状筋層，縦走筋層である．幽門部では筋層が肥厚し，幽門括約筋となる．輪状筋層と縦走筋層の間に腸管の運動にかかわるアウエルバッハ神経叢がある．

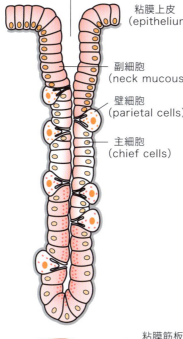

図 2-3 胃底腺（fundic glands）の構造

D 漿膜

　胃の表面を覆う臓側葉の腹膜である．前後から胃を挟みこんで，小彎と大彎で重なって二重になり，それぞれ小網，大網となる．

> **PLUS ONE**
>
> **胃の「手前（食道）」と「後ろ（十二指腸）」はどうなっているの？**
>
> 　食道の下のほうは噴門への移行部で縦軸を中心にねじれていて，引っ張られることによって絞るような形をとります．食べ過ぎて胃の中の圧力が上がっても，この形が噴門部の入り口をふさいでくれるので，簡単に食道に逆流しないようになっています．これを下部食道の括約筋機能といいます．
>
> 　一方，十二指腸とつながる幽門括約筋は，いつもは少し開いているのですが，胃の蠕動波がやってくると，まず完全に閉鎖し，その後弛緩するといった運動をします．この運動により，胃の内容が十二指腸に徐々に送られます．

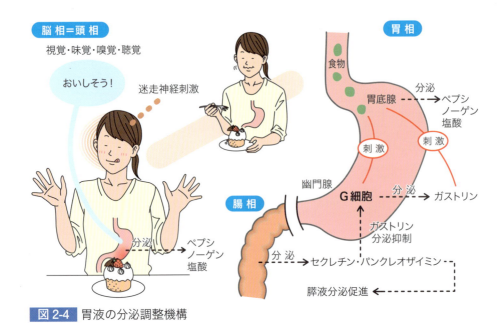

図 2-4　胃液の分泌調整機構

(3) 胃の機能

　胃の機能には大きく分けて，①食物を貯蔵する，②食物を撹拌しすりつぶす，③タンパク質と炭水化物を最初に消化する，④胃内容物を十二指腸へ少しずつ送る，の4つがある．
　食物が胃に入ると，まず胃の3つの筋の緊張がとれ，食物の貯蔵庫としての働きをする．次いで，胃の撹拌運動と蠕動により，食物は胃液と混ぜ合わされる．さらに，蠕動により胃内容物は十二指腸へ送られる．胃液の分泌は，次のように3相に分けられる（図 2-4）．

1. **脳相（頭相）**：食物を見たり，香りをかぐなどして，食物を連想することにより起こる．連想による刺激が迷走神経を介して伝達され，ペプシノーゲンと塩酸（胃酸）が分泌される．
2. **胃相**：食物が胃に入ったときに始まる．胃壁が拡張されること，タンパク質・ペプトン・アミノ酸などによる化学的刺激により，幽門腺のガストリン分泌細胞（G 細胞）からガストリンというホルモンが血中に分泌される．また，これが胃底腺に到達して，ペプシノーゲンと塩酸の分泌が促進される．ペプシノーゲンは塩酸によって活性化されペプシンとなり，タンパク質を消化する．
3. **腸相**：食物が十二指腸に達したときに始まる．十二指腸の粘膜からセクレチン・パンクレオザイミンなどのホルモンが血中に分泌され，塩酸の分泌を抑制する．また，同時に膵液の分泌を促す．

❷ 胃周辺各種臓器や循環系・神経系の理解

(1) 胃周辺各種臓器（図 2-5）

　胃は横隔膜の直下に位置している．前壁の上部は右側を肝臓に，左側は直接横隔膜に接している．後壁は膵臓と左の腎臓に接し，下縁は横行結腸に，胃底は脾臓に接している．

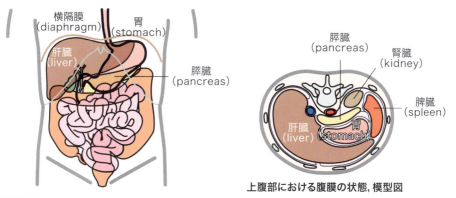

図 2-5 胃 (stomach) の周辺臓器

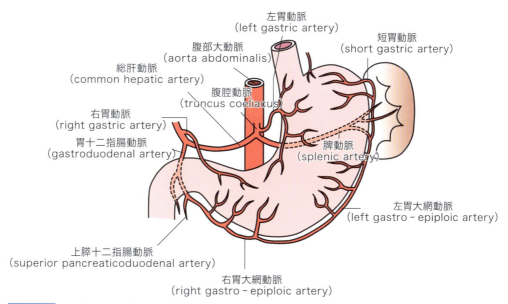

図 2-6 胃 (stomach) の動脈

(2) 胃の循環系

A 動脈

胃の主要な栄養血管は，次の5つである（図 2-6）．5つの血管はすべて腹腔動脈から分岐している．

- 左胃動脈　・左胃大網動脈
- 右胃動脈　・右胃大網動脈
- 短胃動脈

このうち左胃動脈と右胃動脈とは合流しており，同様に左胃大網動脈と右胃大網動脈は合流している．5本の血管のなかでも左胃動脈は最も血流が多く，上部小彎を栄養している．右胃動脈は小彎側で左胃動脈と合流し，小彎の下部を栄養する．左右の胃大網動脈は大彎側

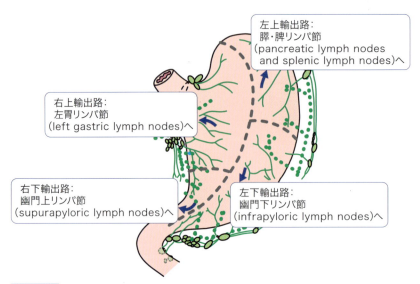

図 2-7 胃のリンパ区域と輸出路

で合流し，それぞれ上部大彎，下部大彎を栄養している．脾動脈から分岐した短胃動脈は，胃底の右側に分布している．

B 静脈

胃における主要な静脈は，次の5つである．
- 左胃静脈（胃冠状静脈）
- 左胃大網静脈
- 右胃静脈
- 右胃大網静脈
- 短胃静脈

静脈血は，小彎側からは左・右の胃静脈に入り門脈に注ぐ．胃底部と上部大彎側からの静脈血は脾静脈に注ぎ，下部大彎からは左・右の胃大網静脈に入り，上腸管膜動脈に入る．

C リンパ管

胃のリンパ管は，動脈系と並んで走行し，流れ込むリンパ節により4つの領域に区分できる（図 2-7）．

- 右上輸出路（噴門部および小彎寄り上部）　　→左胃リンパ節へ
- 右下輸出路（小彎寄り下部）　　　　　　　　→幽門上リンパ節へ
- 左上輸出路（胃底部から大彎寄り上部）　　　→膵・脾リンパ節へ
- 左下輸出路（大彎寄り下部）　　　　　　　　→幽門下リンパ節へ

これらのリンパは，すべて腹腔リンパ節に集まる．

(3) 胃の神経系

胃は交感神経と副交感神経の両者によって支配されている．

A 交感神経

胃を支配する交感神経は大内臓神経である．大内臓神経は，腹腔神経節からの神経枝とし

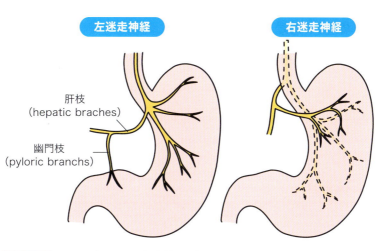

図 2-8　胃に分布する副交感神経（迷走神経：nervus vagus）

て胃に分布する．胃の運動に対して亢進しすぎないように働く．また，胃の知覚を中枢に伝える．

B 副交感神経

胃に分布する副交感神経は迷走神経である（図 2-8）．迷走神経は，左右の迷走神経に分かれる．左迷走神経は食道の前面を通り胃の前に分布し，分岐した肝枝は幽門部へ至る幽門枝となる．右迷走神経は，食道の後面を通り胃の前・後面に分布する．迷走神経は，胃の運動を促進するように働き，消化液の分泌を亢進する．また，悪心や飢餓感を中枢に伝える．

❸ 胃癌の進行度分類と浸潤・転移・症状

(1) 胃癌の進行度分類と浸潤

胃癌がどの程度進行しているかを表すものに「進行度分類（ステージ分類ともいわれる）」がある．日本胃癌学会による胃癌の進行分類（臨床分類と病理分類）[1]を図 2-9 に示した．混乱を避けるため，術前療法を行われていない臨床進行度には接頭辞 c をつけ，病理進行度には接頭辞 p をつける．また，術前療法を行われた臨床進行度には接頭辞 yc をつけ，病理進行度には接頭辞 yp をつける．

表中の T は，原発巣の大きさと進展度，すなわち胃壁のどの程度まで癌が深く浸潤しているかを表す．また，N は，所属リンパ節への転移状況を表す．さらに，M は，肝臓などへの転移の有無や，腹膜播種の有無，遠隔転移，すなわち遠くの臓器への転移の有無を表す．Ⅰ期（ⅠA，ⅠB），Ⅱ期（ⅡA，ⅡB），Ⅲ期（ⅢA，ⅢB，ⅢC），Ⅳ期というステージに区分されている．

胃粘膜に発生した癌が大きくなると，胃の内側（胃の内腔）に広がっていく．早期癌とは，粘膜層，すなわち粘膜（M）と粘膜下層（SM）にとどまっている癌である．これに対して，進行癌とは，固有筋層（MP）にまで達した癌である．筋層に達すると転移を起こす可能性

1　基礎知識

1．進行度分類（臨床分類）

	N0	N1, N2, N3
T1, T2	I	ⅡA
T3, T4a	ⅡB	Ⅲ
T4b	ⅣA	
T/N にかかわらず M1	ⅣB	

接頭辞 c をつける．

2．進行度分類（病理分類）

	N0	N1	N2	N3a	N3b	T/N にかかわらず M1
T1a (M), T1b (SM)	ⅠA	ⅠB	ⅡA	ⅡB	ⅢB	
T2 (MP)	ⅠB	ⅡA	ⅡB	ⅢA	ⅢB	
T3 (SS)	ⅡA	ⅡB	ⅢA	ⅢB	ⅢC	Ⅳ
T4a (SE)	ⅡB	ⅢA	ⅢA	ⅢB	ⅢC	
T4b (SI)	ⅢA	ⅢB	ⅢB	ⅢC	ⅢC	
T/N にかかわらず M1						

接頭辞 p をつける．

図 2-9 胃癌の進行度（Stage）分類

（日本胃癌学会編：胃癌取扱い規約．第 15 版．p.26，金原出版，2017．による）

（1）リンパ節転移の程度（N）
NX：領域リンパ節転移の有無が不明である
N0：領域リンパ節に転移を認めない
N1：領域リンパ節に 1～2 個の転移を認める
N2：領域リンパ節に 3～6 個の転移を認める
N3：領域リンパ節に 7 個以上の転移を認める
（2）その他の転移の有無と部位（M）
MX：領域リンパ節以外の転移の有無が不明である
M0：領域リンパ節以外の転移を認めない
M1：領域リンパ節以外の転移を認める

（3）腹膜転移（P）（TNM 表記では M1 PER）
PX：腹膜転移の有無が不明である
P0：腹膜転移を認めない
P1：腹膜転移を認める
（4）腹腔洗浄細胞診（CY）（TNM 表記では cy ＋）
CYX：腹腔細胞診を行っていない
CY0：腹腔細胞診で癌細胞を認めない
CY1：腹腔細胞診で癌細胞を認める
（5）肝転移（H）（TNM 表記では M1 HEP）
HX：肝転移の有無が不明である
H0：肝転移を認めない
H1：肝転移を認める

が高まるため，このように区切りをつけた表現がとられる（図 2-10）．
　その後は漿膜下層（SS），漿膜（S）へと浸潤する．漿膜まで達すると隣接臓器（膵臓，結腸）への浸潤が始まり，そこで新しい癌として成長し続ける．このような状態に至ったとき，胃癌と膵臓合併手術や，胃癌と結腸の合併手術などが実施される．

（2）胃癌の転移

　胃癌の転移には次の 3 種類がある．
　癌が胃壁を貫通すると，増殖した癌細胞が腹腔の中に散らばり，①腹膜播種と呼ばれる状態を起こす．
　また，胃の循環系で示したように，胃の周囲にはたくさんのリンパ節がある．さらに胃に出入りする血管の周囲にもリンパ管やリンパ節が存在している．リンパ系は体内へ菌や癌細胞が侵入することを防ぐ働きがあるが，それらがある基準を超えると侵入を防ぎきれなく

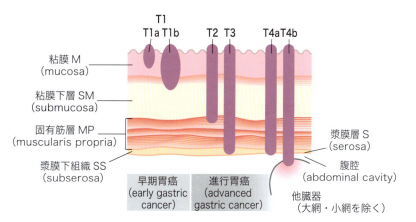

図 2-10 胃壁構造と胃癌（gastric cancer）の壁深達度
（日本胃癌学会編：胃癌取扱い規約．第 15 版．p.17，金原出版，2017．による）

なって，リンパ節が癌の巣となってしまう．これが②リンパ節転移である．
　また，胃における主要な血管の 1 つに門脈がある．門脈は胃から肝臓に流れ，その後，肺にも流れるので，肝転移と肺転移という③血行性転移が起こる．血行性転移は，リンパ行性転移よりも進行した場合にみられる．

(3) 胃癌の症状

　初期は，ほとんど症状が自覚されないか，心窩部痛，腹部膨満感，胸やけ，食欲不振，吐き気などがある．軽い症状であるために胃潰瘍との鑑別が困難である．
　進行してくると，これらの症状が増強し，体重減少，易疲労，貧血が出現する．
　癌の発生部位によってはそれぞれ特徴的な症状がみられる．噴門部に近い癌では，噴門の通過障害のために嚥下障害が起こる．幽門部に近い癌では，幽門を通過できなかった古い食物残渣を嘔吐する．
　末期癌になると，著明なるいそう，癌性腹膜炎や癌性胸膜炎による腹水・胸水の貯留をみる．

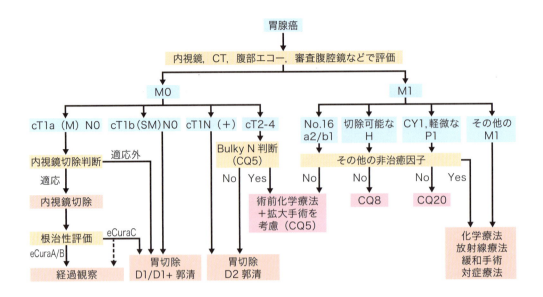

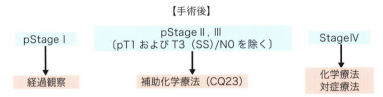

図 2-11 日常診療で推奨される治療法選択のアルゴリズム

（日本胃癌学会編：胃癌治療ガイドライン．第 5 版．p.6，金原出版，2018．より）

❹ 術式の理解

『胃癌治療ガイドライン』（第 5 版）による「日常診療で推奨される治療法選択のアルゴリズム」を図 2-11 に示した．このなかの，T/N/M およびステージ（Stage）の定義は，『TNM 悪性腫瘍の分類第 8 版』[2]『胃癌取扱い規約第 15 版』[3] によるものである．

この『胃癌治療ガイドライン』（第 5 版）に示された内容は，あくまでも標準的なものであり，実際には患者の年齢や既往歴，社会的背景，患者と家族の意向などを考慮して決定される．特に，高齢者の場合には，延命という視点だけでなく，手術を行うことによる術後の QOL を予見した判断が求められる．

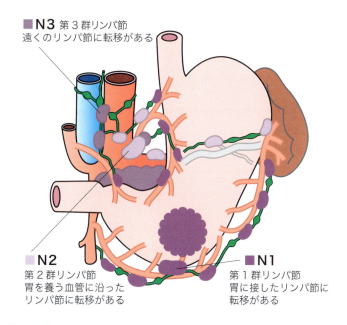

図 2-12 第1群と第2群リンパ節を切除する標準的な D2 郭清

(1) 定型手術

主として治癒を目的とし標準的に施行されてきた胃切除術法を定型手術といい，胃の 2/3 以上の切除と D2 リンパ節郭清が行われる．D2 リンパ節郭清とは，胃に接して存在する第 1 群リンパ節と胃に流れ込む血管に沿って存在する第 2 群リンパ節を取り除くものである（図 2-12）．

なお，胃上部の進行癌に対する胃全摘術で病変が大彎にかからない場合には，脾臓は温存される[4]．

(2) 非定型手術

進行度に応じて切除範囲やリンパ節郭清範囲を変えて行う非定型手術には，縮小手術と拡大手術がある．縮小手術とは，切除範囲やリンパ節郭清の程度が定型手術に満たないものである．拡大手術とは，①他臓器合併切除を加える拡大合併切除手術，あるいは② D2 以上のリンパ節郭清を行う拡大郭清手術のことである．

(3) 胃癌の手術の種類

A 胃全摘術

胃の全域に及ぶ胃癌の場合，食道の一部と十二指腸球部の一部を含めて胃のすべてを切除する．全摘術後の再建法は，一般的にはルーワイ法（Roux-en-Y 法）で行われる．また，40cm ほどの空腸を食道と十二指腸の間に入れる空腸間置法や，ダブルトラクト法（Double tract 法）がある（図 2-14）．

郭清用リンパ節

① 右噴門
② 左噴門
③a 小彎（左胃動脈に沿う）
③b 小彎（右胃動脈に沿う）
④sa 大彎左群（短胃動脈）
④sb 大彎左群（左胃大網動脈に沿う）
④d 大彎右群（右胃大網動脈に沿う）
⑤ 幽門上
⑥ 幽門下
⑦ 左胃動脈幹
⑧a 総肝動脈前上部
⑧p 総肝動脈後部
⑨ 腹腔動脈周囲
⑩ 脾門
⑪p 脾動脈幹近位
⑪d 脾動脈幹遠位
⑫a 肝十二指腸間膜内（肝動脈に沿う）
⑫b 肝十二指腸間膜内（胆管に沿う）
⑫p 肝十二指腸間膜内（門脈に沿う）
⑬ 膵頭後部
⑭v 上腸間膜静脈に沿う
⑰ 膵頭前部
⑱ 下膵

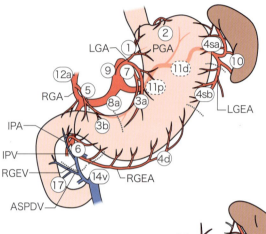
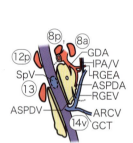
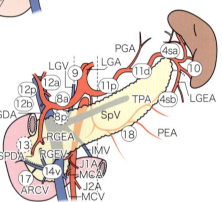

血管名・略字説明

ARCV	Accessory right colic vein
ASPDA	Anterior superior pancreaticoduodenal artery
ASPDV	Anterior superior pancreaticoduodenal vein
GCT	Gastrocolic trunk
GDA	Gastroduodenal artery
IMV	Inferior mesenteric vein
IPA	Infrapyloric artery
IPV	Infrapyloric vein
JA	Jejunal artery
LGA	Left gastric artery
LGEA	Left gastroepiploic artery
LGV	Left gastric vein
MCA	Middle colic artery
MCV	Middle colic vein
PEA	Posterior epiploic artery
PGA	Posterior gastric artery
RGA	Right gastric artery
RGEA	Right gastroepiploic artery
RGEV	Right gastroepiploic vein
SpV	Splenic vein
TPA	Transverse pancreatic artery

図 2-13 胃周囲のリンパ節群の部位と境界

（日本胃癌学会編：胃癌取扱い規約. 第15版. p.22, 金原出版, 2017. による）

B 幽門側胃切除術

　胃癌の発生頻度は胃の中下部に高いため，最も頻繁に行われる術式である．術後の再建法には，残胃と十二指腸を吻合するビルロートⅠ法（Billroth Ⅰ法）が，手術の簡便性と食物の通過が最も生理的であることから，好まれていた．しかし，残胃が1/4以下になると吻合のために残胃大彎が左方へ引き寄せられ，そのために<u>His角が消失して，胃内容物が食道へ逆流するという問題を生じやすい</u>（PLUS ONE参照）．また吻合部に緊張がかかるために，縫合不全を生じることも他の方法よりも多い．したがって術後の再建法は，現在ではルーワイ法が主流となっている．他には，ビルロートⅡ法（Billroth Ⅱ法）や，空腸間置法がある（図2-15）．

C 幽門保存胃切除術（pylorus preserving gastrectomy；PPG）

　この手術は胃上部1/3と，幽門前庭部の3〜5cm程度を温存するものである．迷走神経肝枝から幽門枝を温存することで，食物の貯留と排泄をコントロールする幽門機能を活かすことができ，術後の体重減少やダンピング症状を減少できる．術後の再建法は，残胃と胃の「胃・胃吻合法」である．

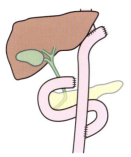
Total gastrectomy with Roux-en-Y
胃全摘出後の再建（ルーワイ法）

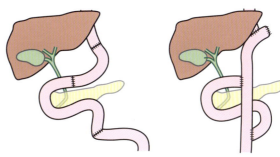
Total gastrectomy with Jejunal interposition.
胃全摘出後の再建（空腸間置法）

Total gastrectomy with Double tract.
胃全摘出後の再建（ダブルトラクト法）

図 2-14 胃全摘術

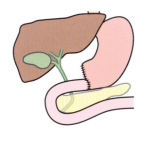
Distal gastrectomy with Billroth 1
幽門側胃切除後の再建（ビルロートⅠ法）

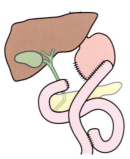
Distal gastrectomy with Roux-en-Y
幽門側胃切除後の再建（ルーワイ法）

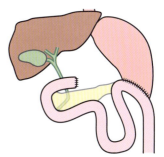
Distal gastrectomy with Billroth 2
幽門側胃切除後の再建（ビルロートⅡ法）

図 2-15 幽門側胃切除術

> **PLUS ONE**
>
> **胃内容物の逆流防止と His 角**
>
> 胃内容物の逆流防止は,主に次の3つの要素から成り立っています.
> ①腹腔内に食道の一部が入っていること(腹部食道の存在)
> ②食道と胃が合流する角度(His角)が鋭角であること
> ③下部食道括約筋が存在すること
>
>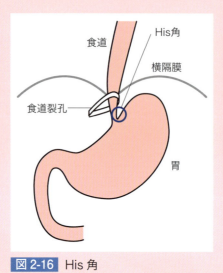
>
> 図 2-16 His 角

D 噴門側胃切除術

　胃の上部に限局する癌のときに適応する.胃の約半分が残れば,胃酸の分泌がある程度温存されるが,胃内容物の食道への逆流が問題となる.術後の再建法には,食道残胃吻合法,空腸間置法,ダブルトラクト法がある.

❺ 術後の補助化学療法

　胃癌における術後補助化学療法の適応は,腫瘍が胃壁の筋層にまで達していて,リンパ節に転移がある場合からである.現在,TS-1 を用いることが標準治療として確立されており,その目的は,手術で届かない部分に散らばっている微小な癌を抑えて根治させることである.

　従来は,腎機能が低下しているなどの身体的な衰えがある高齢者に,化学療法を行うことは困難だと考えられていた.しかし,TS-1 は副作用の少ない抗癌剤であり,現在では高齢者にも用いられるようになっている.健康で体力のある高齢者であれば,抗癌剤治療の効果は若者に劣らない.ただし,高齢になればなるほど,個人差が大きくなるので,次の点に留意する必要がある.

〔高齢者の特性〕
・臓器の機能低下：特に腎臓や肝臓の機能が低下することで，薬の血中濃度が高くなり，副作用を生じやすい．
・骨髄の機能低下：骨髄の組織が脂肪に置き換わり，血液をつくる能力が低下する．
・脂肪組織の増加によって，脂溶性の薬剤が蓄積して副作用を生じやすい．

PLUS ONE

胃癌の腹腔鏡下手術とは？

　胃癌の腹腔鏡下手術は，従来 1cm ほどの穴を腹部に 5～6 カ所開ける方法が主流でしたが，現在では，穴を 1 つだけ開ける単孔式や，開ける穴の大きさをより小さくして行う方法なども実施されるようになってきています．しかし標準治療にはなっておらず，臨床研究として位置づけられています．

　胃癌の手術で最も重要な合併症は，膵液漏と縫合不全です．開腹手術では約 1％ に起こりますが，腹腔鏡下手術ではこれらの合併症の増加は認められなかったとのことで，Ⅰ期の胃癌では開腹手術と同程度の安全性が確認されています．

　Ⅰ期の胃癌に対する腹腔鏡下胃切除術のメリットとデメリットをまとめると次のようになります．

○メリット
①傷が小さい：開腹手術では 20cm ほどの傷がつきますが，腹腔鏡下手術では小さな穴がいくつか開くだけです．
②手術後の回復が早い：①のとおり傷が小さいため，術後の痛みが小さく，入院日数が短くてすみます．

●デメリット
①開腹手術より，手術時間が長い．
②熟練した技術をもつ医師がまだ少ない．

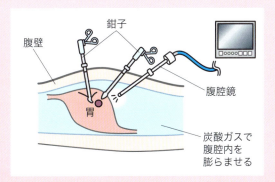

図 2-17 腹腔鏡下胃切除術

2 術後の患者理解と看護

OBJECTIVES

1 胃切除術後の合併症発生のメカニズムを理解する
2 胃切除術後の合併症の治療と必要な看護を理解する
3 胃切除術後の患者に対する生活状況の整え方を理解する

＊胃切除術前および術中の患者理解と看護については，シリーズ1・2を参照.

❶ 術後合併症および患者の苦痛の理解と看護

Ⓐ 術後出血

手術操作後，胃の内部や腹腔内に出血をきたすこと.

➡ 原因

手術後24時間以内に生じる術後出血の原因は，手術操作であることが多い. 胃全摘術・膵体尾部合併切除術など，直接膵臓に操作を加えた手術の術後1週間以降に生じる出血は，膵液漏，つまり膵液が腹腔内に漏れ出すことが原因であることが多い.

Q&A

Q どうして，膵液が漏れると術後出血を起こすのですか.

A まず，膵液の働きを思い出してみましょう.
膵液は，三大栄養素の消化酵素であるトリプシン，アミプロシン（膵アミラーゼ），ステアプシン（膵リパーゼ）をすべて含んでいましたね. ここでは，タンパク質分解酵素であるトリプシンが問題なのです. 膵液が腹腔内に漏れ出すということは，トリプシンも漏れ出しているということです.
漏れ出した膵液の周囲は，タンパク質で構成されるいろいろな臓器が存在するわけですから，トリプシンは周辺の臓器をじわりじわりと自己消化していきます.
なかでも特に腹部の主要な血管が消化されると，血管が破れて大出血するのです.

➡ 症状と治療

胃吻合部の腹腔内の出血は，腹腔ドレーンからの排液が鮮紅色となることにより観察される. しかし，ドレナージが有効でない場合には，腹部膨満などの症状が出現することもある. 出血が増量すれば，血圧低下，頻脈・徐脈というバイタルサインの変化，四肢末梢の冷感やチアノーゼなどの症状がみられる.

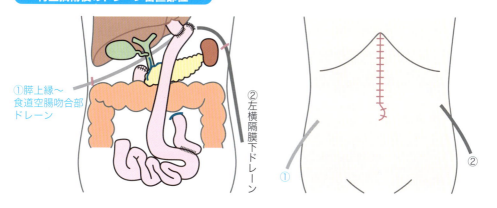

図 2-18 胃全摘術とルーワイ法による再建のドレーン留置部位
（高橋 剛・他：胃手術後のドレーン管理．消化器外科ナーシング，17（11）：21-29，2012．より）

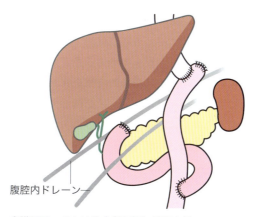

○膵周囲，または吻合部周囲に留置する

図 2-19 胃全摘術とルーワイ法による再建のドレーン留置部位
（井上健太郎：胃全摘術・噴門側切除術．エキスパートナース，28（14）：33-37，2012．より）

　治療として保存療法がとられることもあるが，ドレーンから150〜200mL/hの出血がある場合や100mL/h以上の出血が3時間以上持続する場合では緊急の再手術が実施されることがある．また，膵液漏による主要血管からの出血では，大量出血によって死に至る可能性もあり，直ちに再手術が行われる．

　従来は幽門側胃切除術後には，「ウインスロー孔ドレーン」や「膵上縁ドレーン」などが挿入されていたが，併発疾患がなく合併症のリスクが低い場合には，ドレーンを挿入しないケースのほうが増えてきている．この場合には，ドレーンからの情報がないため先に述べたバイタルサインの変化などに注意して異常の早期発見に努める．

　胃全摘術後は幽門側胃切除術後よりも合併症を生じるリスクが高く，腹腔内ドレーンが挿入・留置されることが多い．ドレーン留置部位は，膵周囲や吻合部周囲である（図2-18，図2-19）．

術後ドレーンからの排液に異常が認められなければ，できるだけ早くドレーンを抜去することが必要である．それは，ドレーン留置による体動制限や疼痛のリスクがあること，ドレナージ不良による感染や死腔の形成などのリスクがあるからである．例えば，術後出血の発見を目的としたドレーンであれば，術後1～2日目に抜去され，縫合不全や膵液漏に対する予防的ドレーンであれば，経口摂取開始から3～4日目に抜去される．

◆看護の留意点

特に術後24時間以内は，腹腔ドレーンからの排液の頻繁な観察が必要である．観察した情報から，出血量の経過を正確に把握し，出血は鮮紅色（動脈血）なのか赤褐色（静脈血）なのか，あるいは，新鮮なものか古いものなのかをアセスメントする．さらに，ドレーンからの排液が，膵液特有の甘酸っぱい臭気をもった淡褐色の排液に変化した場合には，十分に注意する．ドレーンの排液に膵液が混入すると溶血が起こって淡褐色となる可能性があり，大出血につながりかねない．このような場合，排液中のアミラーゼを測定し，数万単位/L以上のときには膵液漏を生じていると判断できる．また感染を伴うと粘稠性のある灰白色から膿汁様となる．

腹腔ドレーンからの排液は患者によっても観察可能である．手術直後の漿液血性の排液から正常に変化していく排液を観察し，回復を実感する患者がいる一方で，持続する血性の排液やその量を観察し，出血の事実を知り，精神的打撃を味わう患者もいる．そのため患者の状況によっては，排液袋にカバーをかける，ドレーン排液の浸潤したガーゼを医療スタッフの処置や観察後，患者の前から直ちに除去するなどの工夫が大切である．

さらに出血が重篤化すると，患者は頻繁なドレーンの観察やバイタルサイン測定を受けることになる．また，再手術が決定すれば手術準備が開始され，昼夜を問わず患者は非常に緊迫した状況下に置かれることになる．そのため，ただ処置のみに追われるのでなく，常に患者の言動に注目し言葉をかけ，精神面への援助に努める必要がある．

緊迫した状況下においては，家族も同様に大きな不安を抱えている．患者の生命を救うことと同じく，家族の言動にも注目し，少しでも精神状態が安定するようなかかわりが重要である．

B 縫合不全

縫合部の創傷治癒が不十分で生理的癒合に至らず，一部または全部が離開すること．

◆原 因

局所的な原因と全身的な原因に分類される．局所的原因には手術手技によるもの（例えば，胃全摘術や噴門部切除術のように漿膜のない2層の食道と，3層の胃や十二指腸を吻合するときに起こりやすい．図 2-20），縫合部の血行障害，胃内容物の停滞による縫合部の過度の緊張などがある．特に十二指腸断端閉鎖部の縫合不全では，自己消化性のある膵液・胆汁あるいは十二指腸液が腹腔内に流れ出し，周囲臓器や血管を消化する可能性があるため重篤化する恐れがある．全身的原因には，術前からの貧血，低タンパク血症や水分・電解質異常などがある．

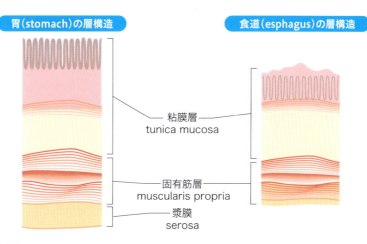

図 2-20 胃（stomach）と食道（esphagus）の層構造の比較

➡症状と治療

ドレーンからの排液に汚染がみられたり，局所の圧痛・殴打痛が出現する．また，術後4日以降も発熱がみられたり，白血球数やCRP値が上昇したりする場合は，縫合不全が疑われる．このような場合は，直ちに経口摂取を中止し，ガストログラフィンなどの水溶性造影剤を用いた消化管造影を行い，縫合部からの漏れ（リーク）を確認する．

治療には，縫合不全による漏出物のドレナージとともに，縫合不全創の安静を保つための絶食，経静脈的栄養管理と抗菌薬投与がある．

Q 消化管造影の造影剤って通常バリウムですよね．なぜ，術後は水溶性造影剤を用いるのですか．

A 一般にバリウムと呼ばれているX線造影剤は，医薬品名：硫酸バリウムといいます．この硫酸バリウムは消化管外（腹腔内）に漏れることにより，バリウム腹膜炎などの重篤な症状を引き起こすことがあります．そのため，手術後初めて造影したり，すでに縫合不全を生じていたりするなど，造影剤が腹腔内に漏れ出す可能性がある患者に，硫酸バリウムを用いることは禁忌となります．
一方，水溶性造影剤は水溶性であるため，たとえ腹腔内に漏れ出しても，硫酸バリウムのように腹膜炎を起こす可能性が低いのです．また，用いられる造影剤は高張液となっています．ですから，万一腹腔内に漏れ出しても，この高張という特徴のため周辺組織から水分が腹腔内へ漏出し，ドレーンを通して排出されるのです．このような特徴をもつため，術後の造影に硫酸バリウムでなく水溶性造影剤が用いられています．

◆看護の留意点

　まず，ドレーンからの排液の性状や血液データ，バイタルサインを観察し，創部の状態を経時的に観察しアセスメントする．これは，縫合不全の有無にかかわらず，異常の早期発見に重要である．

　縫合不全が生じると，疼痛や発熱などの患者にとって不快な症状が持続する．そのため，積極的に疼痛緩和や解熱を行う．ドレーンから膵液や胆汁が排液されている場合は，弱酸性の皮膚にアルカリ性の膵液や胆汁が接触して皮膚の炎症を生じることもある．そのため，頻繁な包帯交換の実施，皮膚のただれや潰瘍用の治療薬の塗布など皮膚と膵液や胆汁との接触を避ける工夫が必要である．

　患者によっては創の状態に基づいて，自分の回復の状況を推し量ろうとすることがある．

　患者なりに創部を受け止め，回復過程が理解できるように，患者が必要としている情報を適切に提供することが大切である．

　また，縫合不全の治癒の状況によっては，絶食と中心静脈栄養による治療が長期化する場合がある．患者が回復をあきらめてしまわぬように，可能なかぎり苦痛を除去していく必要がある．

PLUS ONE

「縫合」と「吻合」って，どこが違うの？

　「縫合」はその名のとおり，縫い合わせることを示しています．一方「吻合」は，特に消化管と消化管や血管と血管など管と管を縫い合わせることを示します．つまり，「吻合」とは「縫合」の一部なのです．

◪ 術後のイレウス（腸管麻痺）と腸閉塞

　腸管の運動は，自律神経の調整によって保たれている．しかし術直後は，手術や麻酔などの侵襲によりこの調整機能にアンバランスを生じ，蠕動運動が抑制されている．通常，腸管は麻酔から覚醒するにしたがって，運動を再開していく．これに対して，一時的に腸管運動が減弱し排ガスがなくなり，腹部膨満や鼓腸を呈するようになる状態をイレウス（腸管麻痺）と呼ぶ．特に胃切除術では，開腹手術時の腸管への物理的刺激や腸管が外気にさらされるために生じやすい．

　わが国では従来，イレウスはその成り立ちによって，機能性イレウスと機械性イレウスに分類されてきた．しかし，『急性腹症診療ガイドライン2015』では，従来の機能性イレウス（腸管麻痺）のみをイレウスとし，機械性イレウスはイレウスとは呼ばず，腸閉塞と定義されている[5]．腸閉塞の原因で最も多いのが，開腹術後の癒着であり腸管内腔が閉塞する．

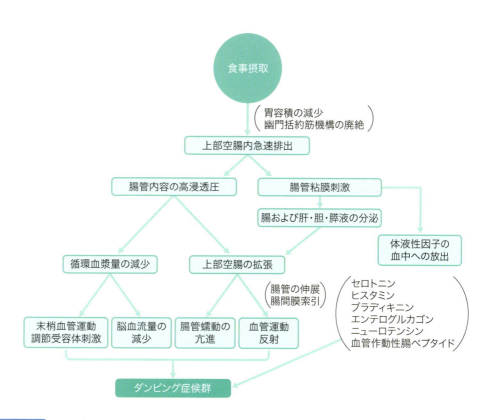

図 2-21 早期ダンピング症候群発生のメカニズム
（島津久明：ダンピング症候群．臨床看護，13（8）：1211-1216，1987．より）

D ダンピング症候群

　ダンピング症候群とは，胃切除によって摂取した食物が胃から小腸へ「dump」＝「投げ落とす，墜落する」ことによって生じるさまざまな症状をさす．

　ダンピング症候群は，その発現時期によって早期ダンピング症候群（食後20〜40分に出現）と後期（晩期）ダンピング症候群（食後2〜3時間に出現）に分けられる．

a. 早期ダンピング症候群

◆原 因

　食物が胃内で消化液と混ぜ合わせられる時間が短く，高張つまり濃度が高いままに小腸に移行することにより生じる．食物が急速に小腸内に入ることにより，小腸が急速に拡張し蠕動亢進が起こり，小腸内が高張になるために体液が腸管内へ移動し，それに伴って循環血液量が減少すること，また，セロトニン，ヒスタミン，ブラジキニンなどの血管作動性の化学物質が血中に遊離されることが原因とされている（図2-21）．しかし，詳しい原因は，いまだに解明されていない．

◆症状と治療

　血管運動性の全身症状として，冷汗，動悸，頻脈，しびれ，失神，顔面紅潮，顔面蒼白，

倦怠感，脱力感，眠気，頭痛，頭重感，胸内苦悶などが出現する．腹部症状として，腹鳴，腹痛，下痢，嘔気などが出現する．食事療法で消失することが多い．

b. 後期ダンピング症候群
◆原因

高張な食物が小腸内で吸収されることにより一時的な高血糖がみられ，それによるインスリン過剰分泌が起こり，その後生じる低血糖が原因である．

◆症状と治療

低血糖症状として，冷汗，脱力感，手指振戦，空腹感などがあり，高度になるとブドウ糖をエネルギー源とする中枢神経系の機能障害として嗜眠，意識消失，痙攣が生じる．後期ダンピング症候群が発生したときには，低血糖に対する処置として，キャンディーや角砂糖などの糖分の摂取やブドウ糖の静脈注射が実施される．

c. 看護の留意点

ダンピング症候群は，早期，後期それぞれに食事のとり方を注意することにより予防が可能である．

まず，食物の小腸への急激な移行を避けるために，食後30～60分間は食事時よりも上体を下げたセミファーラー位（15～30度）とし，安静にする．また，物理的に急激に移行しやすい水分は食事中は避け，食間に摂取するように指導する．このほか，腸管の刺激を避けるため，極端に冷たいものや熱いものの摂取を控えることも大切である．

後期ダンピング症候群を予防するためには，糖分の摂取を控えることが大切であり，高炭水化物食を避け，脂肪やタンパクでカロリーを補うメニューづくりが必要である．

ダンピング症候群の発生によって食事に恐怖を覚えた患者は，食事の楽しみを奪われ，その後の食事を恐れるといったように，何重もの苦しみを抱く．上記の指導を患者自身あるいは炊事を担当する家族に指導し，食の楽しみを失わないようなかかわりが重要である．さらに患者によっては退院後，摂取カロリーが減少し体重減少がみられるケースもある．ダンピング症候群の発生の有無とともに患者の体重の経過を追って観察する．また，入院中にダンピング症状を起こした場合などは，患者・家族とともに指導を行い，対処方法を入院中から学び，退院指導へと結びつけていくことも必要である．

E 逆流性食道炎
◆原因

食道内圧は胃内圧よりも低く，逆流防止機構がなければ胃の内容は簡単に食道に逆流する．しかし，下部食道の括約筋機能により下部食道には胃内圧よりも高い高圧帯が存在し，逆流を防いでいる．腹部食道と胃底部のなす角＝His角（p.18 図2-1，p.30 図2-16 参照）では，胃泡の広がりにより腹部食道を外側から圧迫し，食道への逆流を防いでいる．

噴門側胃切除術では，下部食道括約筋とHis角の消失が起こり，これらの機能が失われて消化液が食道内に逆流しやすくなり逆流性食道炎を生じる．幽門側胃切除術のビルロートⅠ

法であっても，食物摂取によって残胃に対して右下方へ力が働くと His 角が消失して胃から食道への逆流が生じやすくなる．

さらに，吻合部通過障害や腸蠕動低下による消化液の停滞や食道からの食物排出機能の低下によっても生じる．

➡️症状と治療

症状には，消化液の逆流による胸やけがある．特に，胃全摘術後の胆汁や膵液の逆流では，苦みを感じる．逆流は食道の位置が低くなる仰臥位時に多い．胸やけは，消化液の食道粘膜への刺激によるもので胸骨後部痛を伴うこともある．治療には，粘膜保護剤や腸管機能促進剤などの薬物療法が行われる．

➡️看護の留意点

逆流を防ぐため，食後のみでなく，休息や就寝時も大きめのクッションや座布団などを用いて上体を挙上した体位をとること，就寝前の食物の摂取を避けるように指導する．また過食は，腹腔内圧を上昇させたり，胆汁や膵液の分泌を促進し逆流時に炎症の発生・悪化の可能性を高めたりするため，注意を促す．さらに下部食道内圧を下げるとされる喫煙や脂肪，チョコレート，コーヒーの摂取を控えることを患者が理解でき，継続していけるよう指導する．

🅵 術後貧血
➡️原 因

胃粘膜の壁細胞は，ビタミン B_{12} の吸収に不可欠である内因子も分泌している．胃の切除によりこの内因子の分泌が減少することで，赤芽球の DNA の合成に関与しているビタミン B_{12} の吸収が減少することにより生じる．

また，赤血球の主な材料である鉄分は，食物中から Fe^{3+} の形で摂取され，Fe^{2+} の形に還元されて吸収される．鉄が Fe^{2+} として存在できるのは，pH3 以下の胃あるいは十二指腸上部に限られているため，胃の切除によって鉄欠乏性貧血が生じる．

➡️症状と治療

鉄分やビタミン B_{12} は体内貯蔵量が多く，貧血は通常手術後 3 ～ 5 年ごろに生じる．貧血予防の目的として，鉄分，ビタミン B_{12} を補い，さらに鉄の還元に役立つビタミン C を積極的にとる食事療法とともに，鉄剤を使用する薬物療法が行われる．

➡️看護の留意点

入院中の患者にとり，数年後に生じる術後貧血は現実感に欠けるため，食事指導の理解が得られにくいことが多い．患者の個別性に合わせ，貧血が生じるメカニズムや症状を説明したり，予防するためのメニューを紹介したりするなど，さまざまな方法で貧血の原因・症状・対策を説明する．例えば，貧血を予防する食品では，鉄を多く含む食品（牛・豚・鶏のレバー，あさり・しじみなどの貝類，大豆製品，ほうれん草，小松菜，春菊，ひじき，プルーンなど），鉄の吸収を高めるビタミン C を多く含む食品（ブロッコリー，小松菜，カリフラワー，キ

ウイフルーツ，いちご，柿など），ビタミンB_{12}を多く含む食品（牛・豚・鶏のレバー，さんま・いわし・さばなどの魚類，かき・しじみなどの貝類，卵黄，チーズなど）を摂取することを勧める．また，退院後も外来部門と情報交換し術後長期にわたりフォローする．

PLUS ONE

似ている用語：“ドレーン”と“ドレナージ”はどう違うの？

　テキストを読んだり看護学実習に取り組んだりしていると，“ドレーン”と“ドレナージ”という言葉をたびたび耳にして，この2つはどう違うのか，とても気になりますよね．

　“ドレナージ”（drainage）とは，日本語の排液法のことで「創腔，膿瘍腔に，血液，リンパ液，膿，滲出物，分泌物などの貯留を防ぐために，ゴム管，合成樹脂管，ガーゼなどを挿入して，体外に排出させる方法」[6]のことです．

　“ドレーン”（drain）とは，ドレナージに用いる排液管や排液チューブを示します．

　つまり，ドレナージは方法，ドレーンはこの方法に用いる管・チューブをさすのです．

❷ 生活状況を整えるための看護

（1）ドレーン管理

🅐 ドレーンの管理技術

　ドレナージの目的は第一に，血液やリンパ液，膿などの貯留を防ぐことにより，死腔の形成や感染および隣接臓器への影響を予防することである．第二に，ドレナージされる排液の性状や量などの情報で，体外から観察できない腹腔内のドレーン挿入部位の現状を知ることである．

　したがって，不良なドレナージは，死腔の形成，感染，隣接臓器への影響などの合併症の原因となり，かつドレーン挿入部位の情報が得られないことにつながる．このように，ドレーンや胃チューブの管理の技術は，基本的ではあるが非常に重要な意味をもつ．

　ドレーンの管理技術のポイントは，以下の5点にまとめられる．

　a. ドレーンの逸脱・埋没を予防する

　b. ドレナージ効果を上げる

　c. 排液の観察から腹腔内の状況をアセスメントする

　d. ドレーンからの感染や排液による皮膚のトラブルを予防する

　e. ドレーン挿入による苦痛を軽減する

a. ドレーンの逸脱・埋没を予防する

　体表では，絆創膏や安全ピンを用いてドレーンを固定し，逸脱・埋没を予防する．X線写真で体内の位置把握が可能なX線不透過ライン入りドレーンの場合は，撮影ごとにドレー

ンの位置を確認する．さらに，患者によっては，ドレーンの異物感や拘束感により自己抜管する可能性もあるため，ドレーン挿入の目的を説明し，理解を得る．

b. ドレナージ効果を上げる

ドレーンは，その形状に基づき「チューブ型」，「マルチスプリット型」，「サンプ型」，「フィルム型」に分類される．それぞれの形状は次のとおりである．

「チューブ型」は，筒状のドレーンである．また，「マルチスプリット型」は，「チューブ型」のように内腔を持たず，切れ込みの入ったドレーンである．さらに，「サンプ型」は，「チューブ型」に副管を加えたドレーンである．主管と1つの副管を持つ形状を2腔型（ダブルルーメン）と呼び，主管と2つの副管を持つ形状を3腔型（トリプルルーメン）と呼ぶ．最後の「フィルム型」は，軟らかい素材でできた膜状のドレーンである．

ドレーンの内腔が閉塞されると，ドレナージを妨げることになるため，目的に応じてドレーンの種類が選択される．ドレーン保護のガーゼを固定する絆創膏や腹帯は，固定法や巻き方しだいでドレナージを妨げる原因となる．ドレーンを保護しつつ効果的にドレナージできるようにこれらを工夫する．また，開腹術後は仰臥位よりもファーラー位といったように，体位の工夫によりドレナージの効果を上げる．

c. 排液の観察から腹腔内の状況をアセスメントする

胃全摘術後の腹腔ドレーンからの排液・滲出液の量と性状の目安を（表2-1）に示した．

この目安では説明できない場合は，体内で何らかの問題が生じていることが予想される．

例えば術直後の時期に，血性で凝血を含む排液が持続する場合は，術後出血が疑われる．また，排液が膿性で悪臭を伴う場合は，感染が疑われる．さらに，消化液様の排液であれば，吻合不全が疑われる．

これらいずれの場合でも，排液からある程度のアセスメントが可能であるが，バイタルサインや検査データなどと合わせて，問題を追究することが大切である．

d. ドレーンからの感染や排液による皮膚のトラブルを予防する

ドレーンからの逆行感染やドレーン挿入部からの感染を防ぐため，ドレーンの取り扱いは無菌操作で実施することが原則である．また，体外へ導かれた排液が逆流しないようドレーンの圧迫や屈曲に注意し，排液バッグがドレーン挿入部位よりも常に低い位置にあることを確認する．ドレーン挿入部位だけでなく，ドレーン周囲の皮膚や環境の清浄化にも配慮する．

表2-1 胃全摘術後のドレーン排液・滲出液の性状と量の目安

時期	性状	排液量
術当日	漿液血性* （serosanguineous）	4時間ごとの包帯交換で中等量
術後1日目	漿液血性	8時間ごとの包帯交換で中等量
術後2～3日	漿液性（淡黄色） （serosity）	少量
術後4日～	漿液性	少量

＊水分量が多くさらさらした性状

また，例えば，胃全摘術と膵合併切除後に膵断端ドレーンから透明な膵液が漏出した場合，そのアルカリ性により周囲の皮膚にびらんが生じるなど，ドレーン排液により皮膚にトラブルが生じることがある．ドレーンの周囲の皮膚の発赤・腫脹・疼痛の有無を観察し，感染徴候や皮膚のびらんなどを観察しアセスメントする．

e. ドレーン挿入による苦痛を軽減する

患者によっては，ドレーン排液の色や臭気あるいはドレーン周囲皮膚の浸潤を感じることが苦痛になることがある．特に，術後出血や吻合不全が生じている場合は，凝血を含んだり糞臭を伴う排液があるため，苦痛はさらに増強する．そのため，ガーゼ交換は迅速に実施し，患者の苦痛を軽減する．特に高齢者の場合は，認知症があったり，術後せん妄を生じやすく手術直後の意識がはっきりしないときに，不快感となるものを自ら抜去してしまう危険性が高くなる．そのため，頻繁な観察や苦痛を軽減するように心がける．

(2) 肺音の聴取

A 胃切除後の肺音の聴取

手術後は，揮発性麻酔薬の肺胞への刺激，気管内挿管の機械的刺激などで気道内分泌物が増加し，麻酔薬の影響によって線毛運動が弱まるなど分泌物の排出運動の弱化，さらに疼痛やドレーン挿入部痛による喀出力の低下などの要因が絡み合い，気道内分泌物の排出が困難になる．気道内分泌物の貯留は，無気肺や肺炎などの呼吸器合併症を招き，術後の経過を大きく左右する原因になりやすい．呼吸は生命に直結する機能であり，重篤化によって死に至る可能性もある．

肺音聴取の技術は，呼吸器合併症の発生予防を目的に，気道内分泌物の貯留部位，肺胞の拡張状況の情報収集とアセスメントに重要な技術である．

B 肺葉の位置の確認

聴診の前に，直接見えない肺を観察するためには，肺葉の位置を肋骨と指標線により透かして思い描けるようにしておく必要がある．

両肺尖部は，鎖骨の内側1/3の2〜4cm上の位置．肺底部は鎖骨中央線上では第6肋骨と，腋窩中央線上では第8肋骨線と交差する．

背部では第10肋骨棘突起と水平に，吸気時には第12肋骨棘突起まで低下する（図2-22）．

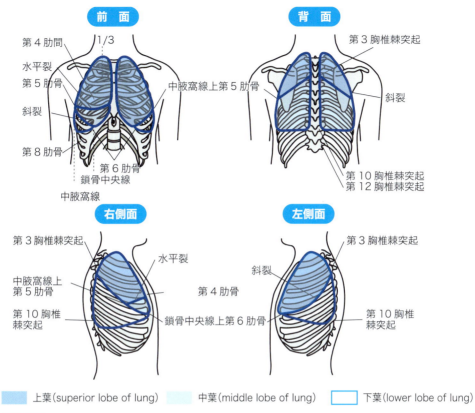

図 2-22 肋骨と指標線からみる肺葉の位置

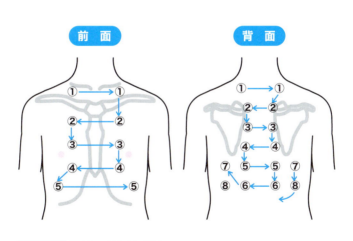

図 2-23 聴診の位置と順序

C 肺音の聴取法

聴診は，肺尖部から順に，図 2-23 のように左右対称に行う．1 回の聴診で 2 回程度の呼吸音の聴取を行う．

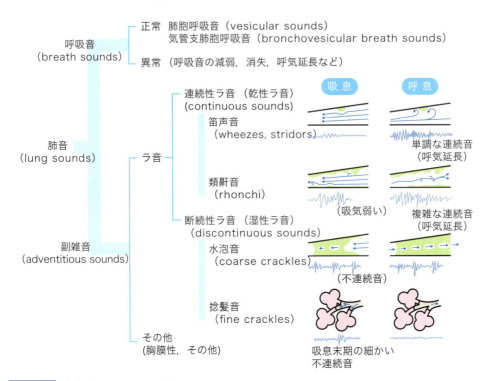

図 2-24 肺音 (lung sounds) の分類
（岡安大仁：呼吸器系のみかた．「ナースに必要な診断の知識と技術」．日野原重明編，第3版．p.68，図3-40，医学書院，1986．を一部改変）

D 肺音の分類

肺音には，呼吸音と副雑音が含まれる．その分類は図2-24のとおりである．

a. 呼吸音

正常呼吸音には，肺胞呼吸音と気管支肺胞呼吸音の2つがある．肺胞呼吸音は，木の葉を風が吹くような比較的低音で，吸気が呼気よりも長い．もう1つの気管支肺胞呼吸音は，気管や気管支に近い部分で聴取され，肺胞呼吸音よりもやや高音で，吸気よりも呼気が長くなる．それぞれが聴かれる部位は（図2-25）のとおりである．

呼吸音の異常には，呼吸音の減弱・消失・呼気延長などが含まれる．

b. 副雑音

副雑音は正常・異常な呼吸音とともに聴取される付加的な音であり，これが聴かれる場合は異常である．副雑音には，次の4種類が含まれる．

〔連続性ラ音（乾性ラ音）〕
- 笛声音：持続性のある高音
- 類鼾音：鼾（いびき）のような低音のガーという音

〔断続性ラ音（湿性ラ音）〕
- 水泡音：水の中にストローを入れて泡を立てるときに発生する音に近い．
- 捻髪音：耳元で髪を捻るようなパチパチという小さい水泡音．

これら副雑音の発生機序を図2-24で図示する．

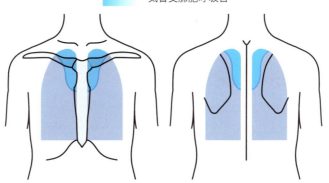

図 2-25 肺胞呼吸音（vesicular breath sound）と気管支肺胞呼吸音（bronchovesicular breath sound）の聴診部位

Q 看護師さんたちは，聴取した肺音をどのように看護記録に残しているのですか．実際のところを教えてください．

A ある病院での記載方法を紹介します．
まず，右肺・左肺に分け，以下に挙げる2つの視点から肺音を聴取します．また看護記録には，どのような肺音を聴取したのかが正確に伝わるよう，この2つの視点に沿って記録しています．

・肺エアー入り：十分な吸気があり，肺の全体に行き届いているか否か．
　（表現例）肺エアー入り良好．肺エアー入りやや弱め．肺エアー入り弱め．
・副雑音の有無：副雑音が聴取され，痰の存在が認められるか否か．
　（表現例）副雑音なし．副雑音軽度．副雑音中等度．副雑音強度．

2つの視点の表現例を組み合わせて，聴取した肺音を表現します．
例えば，望ましい肺音である，十分な吸気があり副雑音がない肺音は，「肺エアー入り良好．副雑音なし」となります．
右下葉への吸気のみがやや不十分であり，副雑音がない肺音は，「肺エアー入り右下やや弱め，その他良好．副雑音なし」となり，肺全体への十分な吸気が保たれているが，右下葉に副雑音がある肺音は，「肺エアー入り良好，右下副雑音あり」となります．

（3）離床への援助

「離床」という用語は，臨床で頻繁に用いられているが明確な定義はない．ここでは，ベッド上での体位変換から，起座位，ベッドサイド起立，歩行までの一連の過程をさすこととする．

Ａ 長期安静臥床にて生じやすい障害と離床

術後，長期にわたって安静臥床を続けることは，表2-2のような障害を発生しやすくする．離床への援助はこれらを予防し，回復を促すための技術となる．次に，長期安静による障害発生のメカニズムと離床による影響をまとめる．

a. 呼吸器系

安静臥床時は，起立時と比べて，横隔膜の運動が抑制され呼吸容量が減少する．また，同じ体位をとることにより，同じ部分の肺が下になり，この部分の末梢気管が閉塞され続けることになる．離床により，重力がかかり横隔膜が下降し横隔膜の運動が容易になり，肺胞を拡張できるようになる．そのため，痰のドレナージにも有効である．

b. 循環器系

術中・術後は，血栓をつくる原因となる血液の凝固性の亢進（脱水などによる）や血管壁の構造の変化（手術外傷による血管壁の損傷など）を生じやすい．これに加えて，安静臥床が長期化すると，血液のうっ滞が起こり，ますます血栓を生じやすい．つくられた血栓は，血流を遮断し，静脈還流を強く障害する．血栓性静脈炎は下肢に生じることが多く，疼痛を伴う．

また，臥床による血液のうっ滞により，創部の治癒が遅れたり，圧がかかる部分に褥瘡が生じやすくなったりする．

c. 消化器系

安静臥床をとり続けると，腸の位置が変わらず腸管と腸管の癒着が起こり，癒着性イレウスが生じやすくなる．離床に合わせて腸管の位置が移動することによって癒着を防ぐことが可能になり，腸管内の内容物やガスが重力に従い自然に流れ，腸蠕動が活発になる．

d. 筋肉・骨格系

同じ姿勢で長期間動かないでいると，筋肉の萎縮，関節の変化などにより運動が障害される．早期から離床することにより，筋力の低下および関節拘縮を防止できる．

表2-2 長期安静臥床により生じやすい障害

系統名	生じやすい障害
呼吸器系	低酸素血症，無気肺，沈下性肺炎
循環器系	血栓性静脈炎，創部治癒の遅延，褥瘡
消化器系	癒着性イレウス
筋肉・骨格系	筋肉の萎縮，関節の拘縮
精神活動	回復意欲の低下

e. 精神活動

離床により，視覚的な刺激が増大し，安静臥床によって低下していた精神活動を活発化する．また，離床により回復を自覚し，回復意欲の保持と増進につながる．

B 離床の援助の技術

ポイントは，以下の3点にまとめられる．

a. 患者の全身状態が離床できる状態であるかを確かめる

離床前にバイタルサインを測定し，例えば発熱や頻呼吸など，離床によりさらに悪化するような状態でないことを確認しておく．また，離床直後に起立性低血圧を招くことがあるので，事前の血圧測定および離床中も脳虚血症状の有無に注意する．起立性低血圧のある場合は，臥床からファーラー位，起座位，端座位と徐々に時間をかけて頭部を挙げ，脳血流量を増やしていく．座位，立位になる際は，転落や転倒もあるので十分付き添う．

Q 起立性低血圧ってどのように起こるのですか？

A 液体には上から下へと流れる性質がありますよね．この理屈でいくと，人の血液も下へ移動して，上へ流れる血液は少なくなるはずです．でも，人の血流は，上も下も関係なく全身の血流が保たれています．これはなぜかというと，血圧調節機構が働いているからなんです．
さて臥床中は，頭から足まで上下の距離は短くなっていますから，血圧調節機構はあまり働かなくても，全身に血液をめぐらせることができます．その状態で，突然起立すると，血圧調節機構のコントロールが間に合わず，一時的に上への（特に脳への）血流が少なくなり，脳虚血症状つまり立ちくらみやめまい，時には失神が起こってしまうのです．このようにして生じる低血圧が起立性低血圧と呼ばれています．

b. ドレーン類を整理する

ドレーンの管理技術（p.40）参照．

ドレーントラブルは，合併症に直結する．さらに離床の際のトラブルは，患者が次回からの離床に対し恐怖を覚えるきっかけとなる．患者が離床する場面を想定し，環境を整え，ドレーンを整理するなどして，予測されるドレーントラブルの原因除去に努める．

c. 患者と目標を共有する

看護師は，患者の離床の状況を観察し今後の目標を設定していく．この目標が，患者が設定している目標と矛盾していたり，患者の身体的能力の範囲内で実現可能でなければ，患者・看護師両者にとり負担を増すこととなる．

まず，患者および家族とともに最終目標を設定する．次に各時点ごとに，患者とともに実現可能かつ観察可能な目標（例えば3時間ベッドアップ60度で過ごせる，病棟内1周を歩行できる，など）を設定する．これらにより，患者・看護師両者が目標の到達度を確認でき，今後の課題を確認し合うことが可能になる．

(4) 指導技術

Ⓐ 胃切除後における指導技術

胃切除後の患者には，合併症を予防するために，食事の摂取方法を変えたり内服治療が開始されたりと，さまざまな行動の変化が必要となる．例えば，ダンピング症候群を予防する目的で，食事を分割食にしたり，食事中の水分を控えたり，食後は安静な体位を保つなどの行動の変化である．

この行動の変化は，入院中のみでなく，退院後も患者や家族などによって継続されていかねばならない．

この一方で，食事の摂取方法という行動には，患者のこれまでの生活様式が影響しており，行動の変化は困難を伴う．さらに，行動の変化を継続していくことはいっそう大きな困難を伴う．そのため，特に退院後の生活をふまえた情報収集が重要となる．特に高齢者の場合は，独居や配偶者との2人暮らしが多いので，近くに子ども夫婦などの家族が住んでおり，サポートが受けられる体制であるか，また，今までどのようなサポートを受けていたかといった情報が必要となる．入院前と手術後の患者の生活状況の変化を把握・予測し，手術直後から退院を視野にどのようなサポートが必要か予測していく必要がある．

Ⓑ 指導技術の4つの段階

指導過程は，学習ニーズのアセスメント，指導計画，指導，評価の4段階に分けて考えることができる．

a. 学習ニーズのアセスメント

患者と家族は，何を知りたいと思っており，何を知る必要があるのか．

患者と家族の学習の準備状態・学習意欲・学習能力はどの程度かを把握し，患者の学習ニーズを明確にする段階である．

アセスメントに使われる情報源は，患者や家族との面接，看護記録などの記録類・医師のカルテ，医療スタッフのカンファレンスなどである．

b. 指導計画

アセスメントの段階でとらえた学習ニーズに基づき，患者と家族の学習目標は何であるのか，看護師がどのような方法で指導するのかを計画する段階である．患者の目標設定は患者・看護師両者間で実施し，共有することが大切である．

指導の方法は，例えば，基礎知識を学習する段階の患者には，パンフレットやプリントなどのような印刷物が有効であるし，技術を習得する段階の患者には，VTRやデモンストレーションのような視覚や聴覚に訴える教材が有効である．このように，患者の学習ニーズや学習能力に適した指導方法を選択する．

c. 指導

計画した指導を実際に行ってみる段階である．指導場面では，何が学習目標に向かって患者が進んでいる"望ましい行動"であり，何が学習目標の達成に向かっていない"望ましくない行動"であるのかをはっきりさせる．望ましい行動については，看護師が心から認めているという強化を与えることが，患者の行動の継続に有効である．強化はその場で与えなければ効果が得られないことが多い．そのためには，指導場面での患者の言動を注意深く観察することが重要である．また，入院中に起きた実体験による失敗例などから指導内容に結びつけることも必要となってくる．入院中に起こした失敗から，何を注意したほうがいいのか，より個別的，具体的な指導が可能となる．退院後にも繰り返し起こさないように，患者とその家族とともに十分に理解できるようにする．

d. 評価

学習目標の達成度を評価し，学習者，指導者，指導方法などを評価する段階である．評価を重ねることにより，以後の指導計画の修正が可能となり，限られた時間のなかで効果的な指導方法を発見できる．

❸ 退院へ向けての看護―食事指導を中心に―

（1）胃切除後の退院に向けての看護

消化器である胃を切除した患者への退院指導は，食習慣の変化に関連することが中心となる．新たな消化管に適した食事法がとれないと，さまざまな合併症が生じたり，引き続いて体重が減少したり，「食」そのものに対するあきらめや嫌悪感が出現する恐れがある．そのため，患者と家族が現在の消化管の状態を理解し，退院後も「食」の楽しみを失うことなく新たな食習慣を築いていけるよう指導する．

（2）食事指導の計画立案に収集しておく情報

患者が受けた手術の種類：胃の切除範囲，再建方法

入院前の食生活：食事回数，食事時間，食事量，調理担当者，食事場所，嗜好，口腔内の状態（歯の状態，義歯の有無，歯肉の状態，粘膜の状態，唾液分泌量，舌の状態），咀嚼機能の状態（義歯がある場合：咬合の適合など），嚥下機能の状態（飲み込みやすさ，むせ込みの有無など），介助の有無など

入院前の生活パターン：職業（間食や食後の安静が可能か），経済的背景など

退院後の治療方針：化学療法や放射線療法など

合併症の有無：糖尿病，腎臓病，高血圧など食事療法が必要な疾患の有無，認知症などの理解力低下からくる食認知の有無など

入院中の食行動：入院前の情報と大きく変わっているところ（ADLなど）

性格や食行動：几帳面，神経質→完璧に食事療法を行わなければいけない，すべて食べなければいけない，せっかち→食事をかきこむ，早食い，よく噛まない傾向がある，積極的→指導に意欲を示す，消極的→一度失敗すると恐怖になってしまうなど

(3) 指導内容

A 合併症予防のための指導

a. ダンピング症候群予防の注意点

従来は1日5〜6回の分割食であったが，最近は3食を主体としたメリハリのある食事に変わってきている。

早食い，丸呑みは厳禁であり，食事はよく噛み唾液と混ぜ合わせ，時間をかけて摂取する。また，患者自身が食事摂取に不安を感じていることもあるので，精神面への配慮・支援が必要である。この場合，1回量を少なく，食事回数を増やすことも考慮する。

食後30〜60分は食事時よりも上体を下げたセミファーラー位（15〜30度）とし，安静にする。

食事中の水分は避け，食間に摂取する。食事中の水分を避ける目的には，食物を流し込んでダンピング症候群を起こす危険性のほかに，胃切除によって小さくなった残胃が水分で満腹となり，栄養価の高い食物を摂取できなくなってしまうことを避ける意味もある。

糖分・高炭水化物食を抑える。炭酸ガスによって残胃が圧迫される可能性があり，腹痛や腹部膨満感を生じやすい。脂肪分の多い食品や冷たい食品は下痢を起こしやすいので注意する。

b. 逆流性食道炎予防の注意点

食後や就寝時もなるべく上体を挙上する。

過食を避ける。

喫煙，脂肪，チョコレート，コーヒーの摂取を控える。

B 栄養素およびカロリーの不足予防のための指導

a. 術後貧血予防のための注意点

鉄分・ビタミンB_{12}を多く含む食品をとる。

胃酸の不足を補う目的で，酸性のレモン水などを摂取する。

b. 摂取カロリー不足予防のための注意点

食前・食事中の水分を控える。

少ない量で，高カロリーの食品を摂取する。

消化・吸収しやすいようゆでる，煮る，蒸すなど素材に適した調理法を用いる。

(4) 指導の注意点

「〜することは不可能です」といった禁止事項のみの食事指導を受けた患者が，「食」の楽しみを奪われてしまうことは容易に想像できる。"「学習ニーズのアセスメント」(p.48)"で収集した情報を十分にアセスメントし，「〜をすることは可能です」という可能性を伝え，患者の意欲を引き出せるよう配慮する。

特に，家族に行う指導は，入院中の食事を実際に見てもらったり，メニュー表を紹介したりすることで退院後の生活に結びつき，不安を軽減できるようにサポートしていくことが重要となる。

認知症高齢者とのコミュニケーション法

　以前は麻酔薬の影響や体力などを考慮して，75歳を超える高齢者は手術禁忌という時代がありました．今日においては，高齢という理由だけで手術禁忌ということにはなりません．90歳以上の超高齢者でも手術を受ける時代となったため，認知症をもちながら手術を受ける患者さんが増加してきています．認知症高齢者が手術を受ける場合，認知症の専門病棟ではなく一般病棟に入院することが多いので，認知症高齢者が安心して入院できる環境を提供する必要があります．

　ここでは，認知症高齢者の人とのコミュニケーションの要点をあげました．これらは，基本的なコミュニケーション4つ，高齢者の人とのコミュニケーション3つ，認知症の人とのコミュニケーション3つから成り立っています．認知症ではない成人患者さんや，高齢の患者さんと接するときにも重要な点です．ぜひ，実践で使ってみましょう．

〈基本的なコミュニケーションの要点〉
1. 静かな環境を整えましょう．
2. 相手に敬意をもって（自分の考えは横に置いて），まず傾聴しましょう．
3. 話すときは正面に，目の高さ，目と目を合わせてアイコンタクトを心がけましょう．
4. 相手の気持ちを察し，話の内容だけでなく，感情を感じとりましょう．

〈高齢者とのコミュニケーションの要点〉
5. 焦らずに，高齢者の声やサインを読みとり，「聞いている」ということを伝えましょう．沈黙は相手が考えているサインです．
6. 高齢者に伝わるように短い文章ではっきりと，低い声で話しましょう．
7. オープンクエスチョンを使って質問しましょう．混乱しそうな場合には，選択肢を取り入れましょう．

〈認知症高齢者とのコミュニケーションの要点〉
8. 認知症高齢者の発言を否定せず，ありのままを受け止めましょう．
9. 怒鳴ったり，泣いたり，同じ動作の繰り返しなどの言動には，何らかの意味があります．認知症高齢者が今，どのような状況にあるのか探り，理解しましょう．
10. 認知症高齢者の感情を受け止め，事実や妄想などの事柄自体にとらわれ過ぎず，気持ちを他に移す工夫をしましょう．

　認知症高齢者とのコミュニケーションでは，特に相手の感情を受け止めることが大切です．その体験世界を探り，感情を受け止め，気持ちを共有していきましょう．

3 看護過程の展開

OBJECTIVES

1 胃切除術を受けた患者の看護過程から回復期の看護を理解する

2 胃切除術を受けた患者の退院に向けた指導を理解する

❶ 事例その1（術前から術後4日目まで）

（1）患者の概要

患者：T.S さん，77歳，女性，150.6cm，47.2kg

家族構成：夫（3年前に他界）

娘（48歳，無職），娘の夫（48歳，会社員），孫（10歳，小学校4年生）と4人暮らし

口腔内の状態：義歯（歯科に咬合調整済），湿潤あり

嗜好：飲酒なし，喫煙歴なし

アレルギー：なし

視覚：眼鏡（近視・遠視あり）

聴覚：問題なし

記憶力低下，見当識低下：ともになし

既往歴：なし

転倒歴：1回（72歳の時，自宅玄関にて），骨折などなし

夫の介護のため風呂場，洗面所，寝室，玄関など5年前に改修を行った．

内服薬：なし

手段的生活活動（IADL）：8点　ゆっくりであるが自分ですべて行っている（図 2-26）．

障害高齢者の日常生活自立度（寝たきり度）判定基準：ランクJ（図 2-27）

趣味：折り紙，川柳

生活状況：娘と家事を一緒に行ったり，折り紙や川柳をして過ごしている．週1回，シニア倶楽部に通っている．シニア倶楽部で折り紙を教えることもある．

テレビは，時代劇の番組をよく見る．

宗教：仏教　夫の死後，仏壇で毎日読経

職業：元スーパーの従業員（55歳まで）

	項目	採点	
		男性	女性
A	電話を使用する能力		
	1．自分から電話をかける（電話帳を調べたり，ダイアル番号を回すなど）	1	1
	2．2，3のよく知っている番号をかける	1	1
	3．電話に出るが自分からかけることはない	1	1
	4．全く電話を使用しない	0	0
B	買い物		
	1．すべての買い物は自分で行う	1	1
	2．少額の買い物は自分で行える	0	0
	3．買い物に行くときはいつも付き添いが必要	0	0
	4．全く買い物はできない	0	0
C	食事の準備		
	1．適切な食事を自分で計画し準備し給仕する		1
	2．材料が供与されれば適切な食事を準備する		0
	3．準備された食事を温めて給仕する，あるいは食事を準備するが適切な食事内容を維持しない		0
	4．食事の準備と給仕をしてもらう必要がある		0
D	家事		
	1．家事を1人でこなす，あるいは時に手助けを要する（例：重労働など）		1
	2．皿洗いやベッドの支度などの日常的仕事はできる		1
	3．簡単な日常的仕事はできるが，妥当な清潔さの基準を保てない		1
	4．すべての家事に手助けを必要とする		1
	5．すべての家事にかかわらない		0
E	洗濯		
	1．自分の洗濯は完全に行う		1
	2．ソックス，靴下のすすぎなど簡単な洗濯をする		1
	3．すべて他人にしてもらわなければならない		0
F	移送の形式		
	1．自分で公的機関を利用して旅行したり自家用車を運転する	1	1
	2．タクシーを利用して旅行するが，その他の公的輸送機関は利用しない	1	1
	3．付き添いがいたり皆と一緒なら公的輸送機関で旅行する	1	1
	4．付き添いか皆と一緒で，タクシーか自家用車に限り旅行する	0	0
	5．全く旅行しない	0	0
G	自分の服薬管理		
	1．正しいときに正しい量の薬を飲むことに責任がもてる	1	1
	2．あらかじめ薬が分けて準備されていていれば飲むことができる	0	0
	3．自分の薬を管理できない	0	0
H	財産取り扱い能力		
	1．経済的問題を自分で管理して（予算，小切手書き，掛金支払い，銀行へ行く）一連の収入を得て，維持する	1	1
	2．日々の小銭は管理するが，預金や大金などでは手助けを必要とする	0	0
	3．金銭の取り扱いができない	0	0

採点法は各項目ごとに該当する右端の数値を合計する（男性0～5，女性0～8点）
点数が高いほど自立していることを表す．

図 2-26 手段的生活活動（IADL）尺度

（社団法人日本老年医学会編：健康長寿診療ハンドブック―実地医家のための老年医学のエッセンス―．p.137，2011．より転載）

生活自立	ランクJ	何らかの障害等を有するが，日常生活はほぼ自立しており独力で外出する 1. 交通機関等を利用して外出する 2. 隣近所へなら外出する
準寝たきり	ランクA	屋内での生活は概ね自立しているが，介助なしには外出しない 1. 介助により外出し，日中はほとんどベッドから離れて生活する 2. 外出の頻度が少なく，日中も寝たり起きたりの生活をしている
寝たきり	ランクB	屋内での生活は何らかの介助を要し，日中もベッド上での生活が主体であるが，座位を保つ 1. 車いすに移乗し，食事，排泄はベッドから離れて行う 2. 介助により車いすに移乗する
	ランクC	1日中ベッド上で過ごし，排泄，食事，着替において介助を要する 1. 自力で寝返りをうつ 2. 自力では寝返りもうてない

※判定に当たっては，補装具や自助具等の器具を使用した状態であっても差し支えない．

図 2-27 障害高齢者の日常生活自立度（寝たきり度）判定基準

（厚生労働省：障害高齢者の日常生活自立度（寝たきり度）．1991.
https://www.mhlw.go.jp/file/06-Seisakujouhou-12300000-Roukenkyoku/0000077382.pdf)

（2）患者の経過

A 入院までの経過

a. 現病歴

2カ月前から，倦怠感と軽度の下腹部痛があり大学病院を受診．胃透視，胃内視鏡，胃生検の結果，胃癌で手術が必要であるとの説明を受け，外来にて術前検査施行．手術目的にて入院となる．

b. 外来での検査結果

胃透視：胃体部下部大彎にバリウムをはじく不整像を認める．

胃内視鏡：後壁大彎側に軽度ひだ（襞）集中を伴う陥没病変を認める．周囲は隆起し硬い印象を受ける．

胃生検：signet ring cell carcinoma of stomach（胃における印環細胞癌）

スパイロメトリー：肺活量 = 2,340mL，％肺活量 = 106.0％，1秒率 = 70.9％

心電図：異常所見なし

出血時間：1分

感染症：ワッセルマン反応（－），HCV（－），HB抗体（－），HIV抗原（－）

腹部超音波検査：肝臓，膵臓，脾臓　異常所見なし．リンパ節腫大なし

B 入院から手術までの経過

a．入院後の検査結果

入院時バイタルサイン：血圧 126/74mmHg，脈拍 90/min，体温 35.8℃，呼吸数 16/min

血液データ：

（血球算定）赤血球数 441 × 10⁴/μL，白血球数 4,900/μL，血小板数 28.4 × 10⁴/μL，ヘモグロビン 11.7g/dL，ヘマトクリット 37.0％

（生化学検査）TP 7.2g/dL，Alb 3.6g/dL，Na 141mEq/L，Cl 105mEq/L，K 4.2mEq/L，T-bil 0.5mg/dL，AST 25IU/L，ALT 13IU/L，BUN 14mg/dL，Cre 0.7mg/dL，SpO_2 98%

注腸検査：異常所見なし

超音波内視鏡検査：胃癌は，粘膜下層（SM）にとどまり，固有筋層（MP）には達していない．リンパの腫大2個あり．

b. 病状説明

手術2日前，主治医よりTさんと，娘，娘の夫に対して次のとおり説明が行われた．

説明内容（要旨）：

胃の底の部分に悪性腫瘍があります．したがって，病名は胃癌です．胃癌は早期癌と進行癌に分けられます．超音波内視鏡の結果では，早期胃癌となりますが，最終的には切除した標本で決定します．5年生存率は，早期胃癌で90%，進行胃癌で50%です．

術式として，胃の2/3〜3/4を切除する幽門側胃切除術＋リンパ節郭清術を予定しています．

Tさん「年寄りだから，難しいこといろいろ言われてもわからないね」

c. 手術までの経過

手術まで，自覚症状はほとんどなく，食事はほぼ全量摂取している．入院当日に看護師から術前トレーニングの説明を受けて以来，暇を見つけては熱心に練習する様子がみられた．時に，看護師に方法について質問をするなど積極的な姿勢がみられた．

病状説明の夜，Tさんは「自分が癌であることや，手術を受けなければならないことを改めて聞かされるとドキドキしますね．私，生きたいです」と話し，夜は2〜3時間しか眠れなかった様子であった．手術前日，術前オリエンテーションの最中にぼんやりとしたり，看護師からの質問に対しての回答がしばしば遅れていたりした．

娘は，「手術すれば助かるんですね」と看護師に念を押し，Tさんに対し「（家族）みんなで応援しているからね」と何度も励ましていた．

C 手術後の概要

術式：幽門側胃切除術＋リンパ節郭清術
　　　再建はルーワイ法

麻酔方法：吸入麻酔＋硬膜外麻酔

手術時間：3時間15分

麻酔時間：4時間

輸液量：2,380mL

輸血量：なし

出血量：250g

排尿量：350mL

腔内状態：粘膜損傷なし

皮膚状態：やや乾燥，仙骨部・踵骨部・背部発赤なし，皮膚損傷なし

血液データ：ヘモグロビン 10.1g/dL，ヘマトクリット 36.0%，Na 138mEq/L，K 3.9mEq/L，
　　　　　　TP 6.7g/dL，Alb 3.0g/dL

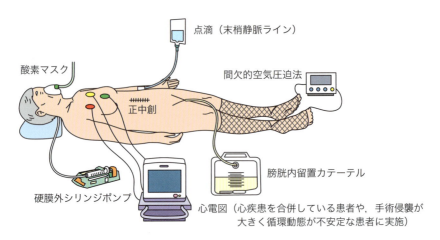

図 2-28　Tさんの術直後の身体像

術直後の身体像は次のとおりである（図 2-28）.

D 術後の経過（術直後～術後4日まで）

手術終了後，外科病棟・HCU（high care unit）へ帰室した．出血はなく，硬膜外麻酔チューブからの塩酸モルヒネ（麻薬）の持続注入により創部痛は自制内であった．肺のエアー入りは当初は弱めであったが，深呼吸を実施することで徐々に良好になった．麻酔からの覚醒は良好であり，麻酔全覚醒とバイタルサインの安定を確認した．

その後，創部痛は自制内でウトウトした状態が続いていた．夜間に喀痰が見られ，その直後から創部痛が増強した．看護師が「無事に手術終わりましたよ」と伝えると，「手術？したの？」と返答があった．「お腹の痛みはどうですか？」と尋ねると，「お腹が痛くて…」と腹部に手を当てて答えた．痛みに対しては，担当医の指示書に基づき，PCA*（Patient-controlled analgesia）ポンプのボタンを看護師が押して対応した．しばらくして訪室すると，痛みの訴えはなく，眠っていた．夜中になると，眠れないのか，頻繁に体の向きを変えようとしたり，落ち着かない様子をみせたりすることもあった．看護師は，夜間中，何度も訪室して付き添い，Tさんの状況を観察した．

*PCA：患者自身が痛みを感じたときに，患者の判断で鎮痛薬を投与し，鎮痛を図るものである．持続量，ボーラス量（患者自身がボタンを押したときの一回量）を設定することで，最適な鎮痛薬の投与が可能となる．また，何度もボーラスして投与されるのを防ぐためのロックアウトタイムもある（第2巻第5章❸（3）「術後管理」参照）．また，痛みの訴えが難しい患者に対してもPCAを設置し，医師の指示書に基づいて看護師がPCAを操作する場合もある．その際，看護師は，患者の脈や血圧，呼吸などといったバイタルサインの値や患者の表情あるいは姿勢・体位から痛みの強さ，程度などを観察していくことが重要である．また，患者の痛みの経過をアセスメントし，痛みによってADLの範囲を縮小させないように努めていくことも重要である．

術後1日目，術後吸収熱と思われる37.0℃台の発熱を除いては，バイタルサインは安定し，創状態も浸出液なく良好であった．離床可能と判断され，飲水が可能となった．主な血液データは，ヘモグロビン 10.0g/dL，ヘマトクリット 34.8%　Na 138mEq/L，K 3.9mEq/L，TP 6.4g/dL，

Alb 2.8g/dL であった.

離床を勧めるために，ゆっくりとベッドのギャッチアップを行った.「なんとなく，ふわぁーっとするわね」と話したため，ギャッチアップは 60 度にとどめた. ギャッチアップ前の血圧は 110/68mmHg，ギャッチアップ後 98/60mmHg と血圧の低下がみられたため，しばらく看護師が付き添い，「大丈夫そう」と話した後で，90 度にギャッチアップを行った. ふらつくなどの症状はなく，血圧 108/64mmHg であった. その後，端坐位になろうとしたが，顔を歪める表情とふらつきがみられたため，ギャッチアップの状態のままで過ごすことになった. 血圧は 110mmHg 台と落ち着いていた.「はぁ. 動くのもなかなか大変ね」と疲れた表情で話し，目を閉じた. 体動の最中には，痰のからみがあり，粘調の薄黄色の痰を喀出した. 呼吸は浅いが，深呼吸を促すとエアー入りは良好で SpO_2 は 97%であった. 口腔内が乾燥していたため，うがいを行い，その後，飲水を促すと，むせずに飲むことができた. 昨日の夜間のような落ち着かない様子はなかったが，疲れて倦怠感の強い様子であった. 午後は，理学療法士が訪室し，ベッド上で関節可動域の確認を含めリハビリテーションを行った. 立位までが目標であったが，介助での端坐位まででリハビリテーションを終了した. 就寝前には，痛みが出ないように医師の指示のもと看護師が PCA ポンプのボタンを押し，入眠を促した.

術後 2 日目，創状態，全身状態は安定しており，体重は 45.3kg であった. また，離床状況については，T さん 1 人でゆっくり端坐位になることができ，ふらつきなく立ち上がることができた. その後，膀胱留置カテーテルを抜去した. 看護師が T さんの背中に手を当てながら付き添い，ベッドから病室にあるトイレまでを往復し，20m ほどゆっくりと歩行した.「あれだけしか歩いてないのに，結構疲れるのね」と話した. しばらく経って，「トイレに行きたい」とナースコールがあり，「さっき歩いたけど，車椅子でもいいかしら」と少し疲れた表情を見せたので，トイレまで車椅子で看護師が介助した. 茶色の水様便が見られ，排ガスもあった. 蠕動音も聴取できたので，翌日から流動食が開始されることになった. 看護師は，午後から T さんと娘にパンフレットを用いた食事指導を行った. T さんは，指導後，パンフレットを何度も読み返したり，娘と食事について話したりしていた.

術後 3 日目，流動食の摂取は 20 ～ 30%を 30 分かけて行った. 義歯の咬み合わせの不具合はなく，よく噛んで食べており，ダンピング症候群は見られなかった.

術後 4 日目より，流動食から 5 分粥となった.「お粥だと思うと，ついうれしくて」と話し，30%を 10 分で摂取し，その後，ダンピング症候群と思われる軽度の嘔気と動悸が出現した. T さんは，「たくさん食べるとどうなるのか，わかりました」と落胆した様子で話し，ほとんどベッド上で過ごしていた. トイレ歩行時に合わせて病棟内歩行を促しても気分がのらないと話し，すぐにベッドに戻った. また，食欲がないとのことで，その日の昼食と夕食は，ともにほとんど口にしなかった. この日，PCA ポンプからの持続注入が終了となり，鎮痛薬は頓用で内服となった.

❷ 術後 4 日までのアセスメントと今後に向けての看護計画

　その日の受け持ち看護師は，T さんの術前から術直後の看護計画を評価し，新たに術後 4 日目までの情報の整理と情報の解釈およびアセスメントを行った．

	情報の整理	情報の解釈とアセスメント
1 健康・知覚	O：2 カ月前，軽度の倦怠感と軽度の下腹部痛があり，大学病院を受診．検査後，胃癌とわかり，手術目的で入院 O：（入院前）娘と家事を一緒に行い過ごしていた． O：（入院前）飲酒なし，喫煙なし O：（入院前）内服管理なし O：手術日○月○日 　　術式 　　幽門側胃切除術＋リンパ節郭清術 　　再建はルーワイ法 O：麻酔方法：吸入麻酔＋硬膜外麻酔 O：手術時間：3 時間 15 分 O：麻酔時間：4 時間 O：（手術日前日まで）術前トレーニングの説明後，暇を見つけては熱心に練習したり，看護師に質問したりする姿がみられた． S：（手術日前日）「頑張って練習します」「生きたいです」	病気が発覚してから手術に至るまでの行動や術前の訓練に熱心な様子・発言から，T さんの治療に対する意欲が高いと考えられる．また，T さんは，娘家族と同居していることや，娘と家事を一緒に行っていることから，家族は，T さんの援助に協力的であると考えられる．
2 栄養・代謝	O：（入院時）身長：150.6cm　体重：47.2kg 　　BMI20.8 O：（術後 2 日目）体重 45.3kg　BMI19.97 O：（入院時）糖尿病なし O：（入院時）皮膚状況：やや乾燥している O：血液データ 　　（入院時）Hb：11.7g/dL，Ht：37.0% 　　　　　　　Na：141 　　　　　　　K：4.2　TP：7.2　Alb：3.6 　　（術後 0 日目）Hb：10.1g/dL，Ht：36.0% 　　　　　　　　　Na：138　K：3.9　TP：6.7 　　　　　　　　　Alb：3.0 　　（術後 1 日目）Hb：10.0g/dL，Ht：34.8% 　　　　　　　　　Na：138　K：3.9　TP：6.4 　　　　　　　　　Alb：2.8	T さんは，手術前から義歯を装着しており，術前に歯科にて咬合の調整も行っている．術後 1 日目の唾液の嚥下もでき，飲水もむせずにできていた．しかし，加齢により高齢者は喉頭の位置が下降することにより，嚥下時の喉頭挙上が長くなるため，嚥下機能が低下しやすい状況にある．また，術後の体重減少により義歯の咬合に不具合が起こることもあり，嚥下状態や口腔状態を十分に観察していく必要がある．

情報の整理	情報の解釈とアセスメント
【手術中】 O：輸液量：2,380mL O：尿量：350mL O：出血量：250g O：（術後1日目）飲水開始：むせなし O：（術後3日目）流動食開始，20～30％を30分で摂取，むせなし，義歯の咬合の不具合なし，ダンピング症候群なし O：（術後4日目）5分粥開始，朝食は30％を10分で摂取 O：（術後4日目）昼食，夕食はほとんど摂取せず O：（術後3日目以降）創部の状態：浸出液なし，発赤なし S：（術後4日目）「お粥だと思うと，ついうれしくて」 S：（術後4日目）嘔気あり，動悸あり S：（術後4日目）「たくさん食べるとどうなるか，わかりました」 O：（術後1日目）60度から90度に徐々にギャッチアップ ・端坐位：痛み強い，ふらつきあり　介助必要 O：（術後2日目） ・端坐位：1人でゆっくりできる．ふらつきなし． ・歩行：20m（ベッドから室内トイレまで往復）看護師介助あり O：（術後4日目）体調が優れずベッド上で過ごす	食事が開始になり，流動食は慎重に時間をかけ，むせなく摂取できた．しかし，5分粥が開始されると，3割を10分で摂取し，お粥を食べられるうれしさから食事摂取方法を意識せず，摂取するスピードが速くなり，胃内容物が高張のままに腸へと運ばれ，血液中から腸管へと水分の移動が起こり，動悸などダンピング症候群の症状が現れたと考えられる．また，朝食後のダンピング症候群の経験から食事をとることに恐怖を抱き，その後の食事をとっていない様子から，食事摂取量が増加しない恐れがある． 　手術後の体重は，術後2日目には45.3kg，BMI19.97と減少しているが，栄養障害のリスクは中等度である．また，術後の血液データは，TPやAlbが減少し栄養状態が低下傾向にある．胃切除術後の体重減少は想定内であるが，術後3日目から食事が開始され，術後4日目に食後ダンピング症状を引き起こし，食事摂取量が増加していないことから，さらに体重が減少し低栄養状態を引き起こし，筋力低下やQOLの低下につながる恐れがある． 　また，Hbについてはやや低下傾向である．体動時のふらつきは術後1日目には見られたが，術後2日目以降見られていない．術後貧血として鉄欠乏貧血が手術後の3～5年に現れやすいと言われているが，このまま貧血傾向が続く可能性もあるため，貧血を防ぐための食事指導も含めていく必要がある．

（※左側見出し欄）2　栄養・代謝

	情報の整理	情報の解釈とアセスメント
3 排泄	【入院前】 S：便秘なし 【入院時】 O：血液データ BUN：14　Cr：0.7 【手術】 O：術式 　　幽門側胃切除術＋リンパ節郭清術 　　再建はルーワイ法 　　麻酔方法：吸入麻酔＋硬膜外麻酔（塩酸モルヒ 　　ネ）→術後3日目に終了 O：膀胱留置カテーテル抜去（術後2日目 A.M） O：水様便（茶色），排ガスあり，蠕動音あり（術 　　後2日目）	術後1日目に膀胱留置カテーテルを抜去する予定であったが，端座位でふらつきがあり，離床延期になった．（術後2日目 A.M に抜去） 　排便に関して，開腹術後の腸管は消化管の機能が低下した状態で，腸蠕動が不活発で排ガスがないことから生理的腸管麻痺の状態であるといえる．その症状は2〜4日まで続くことから，術後1日目は蠕動がないことは想定内といえる．しかし，硬膜外麻酔に塩酸モルヒネを使用しているため，それによる胃腸管作用が低下する恐れがみられたが，術後2日目には体動後，水様便，排ガスがみられ，腹部膨満感はない．しかし，高齢により蠕動運動が低下しやすいことや，術後の離床状況により蠕動運動の低下状態が続く可能性もあり，今後食事内容が増加してくると便秘を引き起こす可能性もある．
4 活動・運動	O：（入院前）過去に転倒あり（5年前自宅の玄関， 　　骨折などなし） O：（入院前）IADL：8点 S：（入院前）日常生活行動：ゆっくりであるが自 　　分ですべて行っている O：（入院前）障害高齢者の日常生活自立度（寝た 　　きり度）判定基準：ランクJ 　　（術後4日目）障害高齢者の日常生活自立度（寝 　　たきり度）判定基準：ランクB O：（入院時）スパイロメトリーの検査： 　　肺活量：肺活量＝2,340mL， 　　％肺活量＝106.0％，1秒率＝70.9％ O：血液データ 　　（入院時）Ht：37.0％,Hb：11.7g/dL 　　（術後0日目）Hb：10.1g/dL,Ht：36.0％ 　　（術後1日目）Hb：10.0g/dL,Ht：34.8％ O：手術時間：3時間15分 　　麻酔時間：4時間	術後，高齢者は，手術によって体力が急激に消耗したり，長時間の麻酔時間，あるいは疼痛や安静からくる関節可動域の縮小・筋力低下が起こる．Tさんの離床状況は，術後1日目ギャッチアップ後の血圧の変動と立位時の創部痛があり，端坐位ではふらつきも見られ，目標としていた立位・歩行を行うことができず，日常生活動作に支障をきたす恐れがある．手術前は，杖などの補助具は使用せず，ゆっくりでもすべて自分で行えていた．術後2日目には血圧変動やふらつきは見られず，20mほど看護師が支持しながら歩行ができ，少しずつではあるものの生活行動が拡大している．しかし，歩行後の疲労感が強いこと，硬膜外麻酔が終了し，内服薬に移行したことによる疼痛の増強の可能性，食後のダンピング症候群の嘔気・動悸により，拡大しつつあった活動が低下してしまう可能性が高い．本人の全身状態や痛み，気分を十分に観察し，休息と活動のバランスを考えていく必要がある．また，理学療法士によるリハビリテーションを組み合わせ，離床を促していく必要がある．

	情報の整理	情報の解釈とアセスメント
4 活動・運動	O：(術後0日目)血圧110〜120mmHg台 O：(術後1日目)ギャッチアップ前後血圧110mmHg台から90mmHg台に変動あり O：(術後2日目以降)体動時血圧変動なし O：(術後0日目)エアー入りは浅かったが,深呼吸を促すと良好 O：(術後1日目)SpO$_2$97％(酸素吸入なし),肺エアー入りは浅いが,深呼吸を促すと良好,体動後,痰の喀出あり(薄黄色,粘調) O：(術後2〜5日目)呼吸苦なし,痰なし O：(術後1日目)60度から90度に徐々にギャッチアップ ・端坐位：痛み強い,ふらつきあり　介助必要 ・理学療法士による関節可動域の確認とリハビリテーション O：(術後2日目) ・端座位：1人でゆっくりできる. ・歩行：20m(ベッドから室内トイレまで往復)看護師介助あり O：(術後4日目)体調が優れずベッド上で過ごす.トイレ歩行に合わせて病棟内歩行を促すが,ベッドに戻る. O：(術後0日目)夜間は体の向きを変えたり,落ち着かない様子 O：(術後1日目)体動後は疲れて,倦怠感の強い様子あり S：(術後1日目)「はぁ.動くのもなかなか大変ね」 S：(術後2日目)「歩くと結構疲れるのね」	加齢による胸壁の可動性の低下や呼吸筋の筋力低下によって,術前より肺活量や1秒率が低下する.Tさんの場合,術前のスパイロメトリーの検査で,1秒率が70％であり,閉塞性喚起障害の恐れもある.そのうえ,上腹部の手術であるため,創痛による横隔膜の運動抑制や疼痛の増強を恐れ浅い呼吸になる恐れがあり,全身への酸素の取り組みに影響を与える可能性がある.また,体動時に痰の喀出はあるが,高齢により線毛運動の低下や,術後の疼痛による咳嗽の抑制による痰喀出が困難になるため,術後の呼吸器合併症,無気肺などを引き起こす可能性も考えられた.術後4日目まで呼吸状態は落ち着いているが,活動後の呼吸状態を継続的に観察していく必要がある.
5 睡眠／休息	O：睡眠：(手術前日)2〜3時間しか眠れなかった様子 O：手術時間：3時間15分 O：麻酔時間：4時間 O：(術後0日目)夜間は体の向きを変えたり,落ち着かない様子 O：(術後1日目)体動後は疲れて,目を閉じている O：(術後2日目)疲れて倦怠感の強い様子 S：(術後1日目)「はぁ.動くのもなかなか大変ね」 S：(術後2日目)「昨晩はよく眠れました」	休息に関して,Tさんの手術の前日の睡眠は,2〜3時間と十分にとれていないと考えられる.高齢になると入眠時間が延長したり中途覚醒の回数が増えたり,深い睡眠時間が短くなるといわれている.Tさんは,入院したばかりという環境の変化や手術を次の日に控えており不安という心理的要因が眠れないという状況を引き起こしていることが考えられる.手術侵襲や術後の環境の変化により夜間は眠れておらず,継続して十分に睡眠がとれていないことが考えられる.また,退院後の生活や食事へ不安から不眠を増強させる可能性も高いと考えられる.

	情報の整理	情報の解釈とアセスメント
6 認知・知覚	O：（入院時）認知能力：記憶力低下，見当識低下なし O：（入院時）視覚：眼鏡（近視，遠視） O：（入院時）聴覚：問題なし O：（術後0〜2日目）看護師によるPCAのボーラスを行っている O：（術後0日目）夜はカテーテルを気にせず，体の向きを変えたり，落ち着きがない状態を繰り返す O：（術後2日目）指示動作が行える． O：（術後4日目）PCAポンプ持続注入終了　鎮痛薬の内服薬の開始（頓用） S：（術後0日目）（看護師の「手術終わりましたよ」という問いかけに）「そうなの？手術したの？」 S：（術後0日目）「お腹が痛いです」 S：（術後2日目）「よく眠れました」	高齢により脳機能状態が脆弱化し，中枢系薬剤の影響を受けやすい．また，昼夜を問わずに実施されるストレスフルな医療環境，夜でも明るい環境，心理的不安による睡眠への影響，モニターや点滴，尿カテーテルのルート類に囲まれた体動制限や拘束感，手術侵襲による体液・電解質不均等などの複合的要因によって術後せん妄が発生しやすい状況と考えられる．Tさんは，入院時の認知機能は問題なかったものの，術後，手術をしたことをはっきり認識できていないことや，痛みの訴えがあったこと，カテーテル類には意識せず体の向きを変え，落ち着きがない状態にあることから，活動過剰型の術後せん妄状態を起こしていることが考えられる．活動過剰型のせん妄は，興奮や幻覚，見当識障害がみられるため，認知低下によるカテーテルを抜いてしまったり，危険な行動を引き起こしたりする可能性も考えられるため，痛みの除去とともに，看護師が頻繁に観察し，患者の気持ちを傾聴したり，眠れるように環境を整えたりした．術後2日目以降は，指示動作にも従うことができ，せん妄状態は軽減していると考えられる．（第2巻第5章2❺「術後せん妄と看護」参照） 　疼痛に関して，術後，硬膜外カテーテルによる鎮痛が行われていた．体動時に痛みの訴えがあり，術後せん妄状態があり患者自身でPCAを使用することが困難であったため，看護師によるPCAの疼痛コントロールを図っていた．術後4日目には，持続の硬膜外カテーテルが抜去され，鎮痛薬の内服が頓用で開始となった．硬膜外カテーテルによる持続の鎮痛薬はオピオイドであり，継続的に鎮痛効果を保っていた．しかし，内服薬になるため効果発現や持続時間がオピオイドとは異なり，痛みにより日常生活動作が低下する可能性があるため，予防的に鎮痛薬の内服を促し，活動を低下させないようにしていく．

	情報の整理	情報の解釈とアセスメント
7 自己知覚／自己概念	O：（手術日前日）オリエンテーションの最中にぼんやりしたり，看護師からの質問に対しての回答が遅れていた． S：（手術日2日前）「年寄りだから難しいこといろいろ言われてもわからないね」 「生きたいです」 O：（術後2日目）食事指導の後，パンフレットを読み返したり，娘と話す S：（術後5日目）「たくさん食べるとどうなるかわかりました」	Tさんは，手術に向けて「生きたい」という発言や手術前の訓練にも積極的に取り組んでいることから，自分の病気に向き合っていこうとする気持ちがうかがえる．しかし，手術前，話しかけにぼんやりしていることもあり，頑張ろうという気持ちの反面，言葉には表せない予期的な不安も持ち合わせていることが考えられる．術後，疼痛や拘束感，あるいは環境の変化によって，さらに不安が強くなり，術後0日目は眠れず，術後せん妄を引き起こしている可能性が考えられた．そのため，看護師が付き添い，環境を整えたことなどにより術後2日目に，せん妄状態は軽減した．しかし，術後3日目に術後の食事が始まり，今までの予期的な不安が強くなる可能性も考えられる． 術後食事指導を行うとTさんは何度も読み返したり，娘さんと話していたりした．食事をとることが久しぶりでありうれしさや緊張もあること，術前の食行動が身についていると，術後，すぐには食行動を変えることはできず，術後の合併症につながる恐れもある．また，高齢になると記憶力低下が起こりやすく，食事摂取についての注意点も一度には覚えられない可能性があるが，個人差が大きい．食事摂取時に意識できるように食事ごとに声掛けをしたり，患者本人の認識状況を確認しながら促していく必要がある．また，入院中に起きた実際に起きた体験の失敗をもとに，どのように食べるとうまくいくか，失敗例が恐怖を増強させないように配慮し，うまくできたときは自信がつくように支援する．
8 役割／関係	【入院前】 S：（入院前）娘，娘の夫，孫と4人暮らし 夫は3年前に他界 娘と家事を一緒に行っていた． S：（手術前）娘「みんなで応援しているからね」と励ましている．	Tさんと娘さんとの関係は，一緒に家事を行ったり，手術前にも励ましの言葉をかけており良好な状態といえる．退院後を見据えると，食事や体調の管理をそばで見守れるため，娘がキーパーソンになる．術後3日目，食事開始に伴い術後の食事指導を娘さんに付き添ってもらい行った．今後，退院後の食事について具体的な食事指導が必要になるため，娘さんの生活状況や忙しさ，気持ちなどを確認しながら，どのくらいの協力が得られるか確認していく必要がある．

	情報の整理	情報の解釈とアセスメント
9 性／セクシャリティ	O：77歳　女性 O：3年前に夫他界 O：子どもは娘1人（48歳） 　　娘家族と同居 O：シニア倶楽部で活動	生殖器に関する問題は現時点ではないと考えられる. 　また，性的な関心や人間的なつながりやふれあい，愛情については，夫が他界しているため，どのように満ちているかがとらえにくい.しかし，高齢者が，異性に関心をもち交流を楽しんだり，自分や相手の性を意識して社会活動に参加するなど，高齢者の性と社会活動とは無縁ではない.さらに他者との交流が老いにもよい影響をもたらすことが示された報告もあることから，Tさんと夫との過去の関係性やシニア倶楽部での人とのつながりなどの話を聞くことで，Tさんの主観的な満足感や生きがい，心身の健康にも密接に関係がある性役割をより引き出せるきっかけになると考える.
10 コーピング／ストレス耐性	O：（入院前）夫（3年前に他界） S：（手術前）「生きたいです」 O：（術後3日目）流動食開始，20〜30％を30分で摂取，むせなし，義歯の咬合の不具合なし，ダンピング症候群なし O：（術後4日目）5分粥開始，朝食は30％を10分で摂取 O：（術後4日目）昼食，夕食はほとんど摂取せず S：（術後4日目）「お粥だと思うと，ついうれしくて」 S：（術後4日目）嘔気あり，動悸あり S：（術後4日目）「たくさん食べるとどうなるか，わかりました」	Tさんは，手術前に「生きたい」という気持ちを表出し，積極的に訓練を頑張っていたが，手術後の食後の合併症から食事に対して消極的な気持ちを抱いていることが考えられる.つらい状況をどのように乗り越えたかということに対し，3年前に亡くなられた夫のことにもつながっていることが考えられる. 　現時点で夫を亡くした喪失感などの気持ちの表出やそのときの状況の発言はなく，推測できない.今後，Tさんの思いに配慮したうえで，どのように乗り越えてきたか，Tさんの思いやつらさに立ち向かう気持ちの変化などを理解し，今のつらさへの対処方法を見いだすことができると考える.
11 価値／信念	O：（入院前） 宗教：仏教で，夫（3年前に他界）の死後は毎日読経 S：（手術前）「生きたいです」	Tさんは，夫を亡くした3年前から入院前まで，毎日読経をしていた.このことから信仰心や夫に対する思い入れは強いと考えられる.現時点で，価値・信念に関する情報を得られていないが，手術前に「生きたい」という気持ちを表出していたことから，Tさん自身の価値観や信念を聞くことにより，病気によるその後の人生や目標，大切にしているものなどTさん自身が考えるきっかけになると考える.

受け持ち看護師は，Tさんの看護上の課題を2つ挙げた．

【看護上の課題（看護診断）】

#1：食後のダンピング症候群により食事摂取に戸惑いや恐怖を感じている．

#2：術後の離床が順調に進んでいないことにより筋力低下や日常生活動作に支障をきたしやすい．

❸ 長期／短期目標・具体策

　受け持ち看護師は，抽出されたTさんの看護上の課題（看護診断）#1，2について，長期／短期目標と具体策を作成した（表2-3）．

表2-3 長期／短期目標・具体策

#1　食後のダンピング症候群により食事摂取に戸惑いや恐怖を感じている

解決目標

長期目標：食事の摂取方法を理解し，食事を安心して食べることができる
短期目標：胃切除術後の食事のとり方を意識して摂取できる

具体策

（1）胃切除による機能の変化と食事法の変化の必要性について指導する

・全身状態の観察：バイタルサイン，呼吸状態（呼吸苦，痰の有無など），痛み（程度，出現パターンなど），活動状況，疲労感など
・毎日の食事摂取状況の把握：嚥下状態，口腔内の状態（義歯の適合，咬み合わせ，皮膚損傷，乾燥など），1日の摂取量，1日の食事回数，1日の総摂取カロリー，栄養バランス，食物の嗜好，食思，食事中の疲労度，介助内容，食事摂取方法の理解状況など
・指導をする際は，絵で示したパンフレットを用いながら，大きめの字でわかりやすく，患者の理解度を確認しながら説明する
・話をするときは，家族に余裕があれば聞いてもらう
＊術後の胃の大きさ，食物の流れ方のとらえ方
・現在の食事摂取についての思い，今後の食生活の考えについて患者から話を聞く

（2）胃切除による機能の変化とダンピング症候群出現のメカニズムについて理解を促す

・指導をする際は，絵で示したパンフレットを用いながら，大きめの字でわかりやすく，患者の理解度を確認しながら説明する
・話をするときは，家族に余裕があれば聞いてもらう
＊胃の機能（貯蔵，撹拌，分泌，消化など）と喪失したメカニズム
＊機能喪失によるダンピング症候群出現のメカニズム
＊ダンピング症候群の具体的な症状
（現れる症状を具体的にわかりやすく伝える　例）動悸：心臓がドキドキと脈が速く感じる，など）
（食後20分〜40分後：冷や汗，動悸，めまい，しびれ　食後2〜3時間後：冷や汗，脱力感，手指振戦）

（3）ダンピング症候群予防のための食事摂取法の指導をする

・指導をする際は，絵で示したパンフレットを用いながら，大きめの字でわかりやすく，患者の理解度を確認しながら説明する
・家族に時間の余裕があれば一緒に聞いてもらう

＊1回のすくう量を少量にして，1回に食べ過ぎない（小さな匙を使用する）
＊1回の食事時間を30分以上かける
＊よく噛んで，唾液と食物を混ぜ合わせる
＊食事中に満腹感を与える水分や炭酸水摂取は控える
＊スープなどを先にとると満腹になるので固形物から先に食べて，液体は後から飲む
＊食後は状態をやや下げてセミファーラー位（15〜30度）とし，30〜60分程度安静にする

#2　術後の離床が順調に進んでいないことにより筋力低下や日常生活動作に支障をきたしやすい

解決目標
長期目標：筋力を維持し，自分でできる身の回りのことが増える
短期目標：見守りのもと，トイレや洗面，リハビリテーションなどに行くことができる

具体策
（1）現在の日常生活行動の状態の把握する
・運動機能の状態：関節可動域，筋力，端座位，立位，歩行など
・日常生活行動の状況（摂食，シャワー浴，排泄，更衣，整容，寝返りなど）
・活動に必要なエネルギー摂取の状況（#1（1）毎日の食事摂取状況の把握　参照）
（2）日常生活行動において，患者自身でおこなえる範囲を増やす
・全身状態の観察：バイタルサイン，呼吸状態（呼吸苦，痰の有無など），痛み（程度，出現パターンなど），疲労感の訴えや表情，睡眠状況，体重変化など
・排泄や整容などの際，トイレや洗面所まで歩行して行うことを勧める
　（患者の意欲が見られない場合，無理には勧めず，思いを聞いたり，少し時間を空けて声をかける）
・吐き気，ふらつき，疲労感などが見られる場合は，看護師が歩行や車椅子の介助をする
・リハビリテーションで行った訓練内容を病室で一緒に行うよう勧めたり，病室に体操の方法をわかりやすく示す
（3）PT（理学療法士）・OT（作業療法士）によるリハビリテーションの実施
・リハビリテーション前後の全身状態の観察：バイタルサイン，痛み（程度，出現パターンなど），疲労感の訴えや表情など
・理学療法士，作業療法士と患者のリハビリテーション状況について共有する
　（リハビリテーション中の発言や取り組み方，リハビリテーションの経過など）
・患者が病室で行える運動内容の把握

❹ 事例その2（術後5日目以降）

Ⓐ 術後の経過（5日目以降）

　術後5日目も食欲不振で，5分粥を10口程度摂取しただけであった．「練習のためだから」と慎重に摂取するようになった．術後5日目の体重は44kgになっていた．食事は，慎重に摂取しているため，ダンピング症状は見られなかった．

　Tさんと，面会に来た娘に，「胃の大きさ」や「胃の機能」について図を用いて説明した．「胃の2/3を切ったから，食べたものを貯める場所が少なくなっているのね」と話し，Tさんは，現在の胃の大きさと貯蔵機能の喪失について理解したようであった．そして，胃の大きさの変化を図示し，貯蔵機能低下とともに

・胃液の分泌が少なくなっていること
・食物と胃液が混ぜ合わされる機能が低下していること
・消化・吸収機能が低下していること
・食物が腸に送られる時間が短縮していること

をわかりやすい言葉に言い換えて説明した．Tさんは，「手術前の食べかたがいけなかったという理由がわかりました．このまま慎重に食べます」と話し，「なかなか難しいわね」と，娘と顔を見合わせた．

術後6日目，Tさんは，慎重に5分粥を50％程度30分間かけて食べ，ダンピング症候群は見られなかった．日常生活動作においては，疲労感がないときは支えなしでも歩行でき，100m先の病棟の食堂まで行くことができた．また，理学療法士より，「少しずつ頑張る気持ちが出てきた」と嬉しそうに話していたと報告を受けた．

術後7日目には，主治医から手術で切除した組織の病理結果の説明があり，抗癌剤の内服薬であるTS-1 100mgが，分2で処方された（表2-4）．

術後8日目より，全粥となったが，食後に胃部につかえ感が生じるようになった．食後，上体を挙上した体位をとるが，つかえ感は軽減せず，ときどき前屈姿勢で嘔気を我慢している様子が確認された．この嘔気は，昨日から内服しているTS-1の副作用と考えられ，内服の時間をずらすことや，TS-1のカプセルがつかえ感を増すので，飲みやすいように口腔内崩壊錠（OD錠）に変更するなどの工夫を試みたが，症状は軽減されなかった．食後の不快症状が強くリハビリテーションを行える状態ではないと判断され，本日のリハビリテーションを休むこととした．その後も嘔気が続いたので，嘔気止めのための内服薬が処方された．

表2-4 テガフール・ギメラシル・オテラシルカリウム（TS-1）：代謝拮抗薬

（TS-1 種類—カプセル（1カプセル）：20mg，25mg　顆粒（1包）：20mg，25mg）
（1g中：テガフール100mg，ギメラシル29mg，オテラシルカリウム98mg）
適応 胃癌，結腸・直腸癌，頭頸部癌，非小細胞肺癌，手術不能又は再発乳癌，膵癌，胆道癌
用法 通常，成人には初回投与量（1回量）を体表面積に合わせて基準量とし，朝食後および夕食後の1日2回，28日間連日経口投与し，その後14日間休薬する．これを1クールとして投与を繰り返す．
副作用・血液：白血球減少，好中球減少，血小板減少，赤血球減少，ヘモグロビン減少，ヘマトクリット値減少，リンパ球減少
・肝臓：AST（GOT）上昇，ALT（GPT）上昇，ビリルビン上昇，ALP上昇まれに黄疸，尿ウロビリノーゲン陽性
・腎臓：まれにBUN上昇，クレアチニン上昇，蛋白尿，血尿
・消化器：食欲不振，悪心・嘔吐，下痢，口内炎，味覚異常まれに腸管閉塞，イレウス，腹痛，腹部膨満感，心窩部痛，胃炎，腹鳴，白色便，便秘，口角炎，口唇炎，舌炎，口渇
・皮膚：色素沈着，まれに紅斑，落屑，潮紅，水疱，手足症候群，皮膚潰瘍，皮膚炎，脱毛，爪の異常，爪囲炎，単純疱疹，皮膚の乾燥・荒れ
・過敏症：発疹
・精神疾患系：全身倦怠感，まれにしびれ感，頭痛，頭重感，めまい
・循環器：まれに血圧低下，血圧上昇，心電図異常，レイノー症状
・眼：流涙，結膜炎，角膜炎，角膜びらん，眼痛，視力低下，眼乾燥
・その他：まれにLDH上昇，Tp減少，Alb低下

また，この日に栄養士からの食事指導が行われたが，あまり興味がもてず，「なんとかなるでしょ」と話していた．嘔気は薬によって軽減していた．

術後9日目，主治医より退院をすること，および外来で内服治療を行っていくことを告げられるが，「ちゃんと食べるなんてできるかしら．おまけにこの薬もしばらく飲むんでしょ？自信がありません」と，困惑した表情を浮かべていた．体重は1kg減少し，43kgになっていた．疲労感が強く，ベッド上で1日を過ごした．娘は「お母さん，私が頑張ってご飯つくるから大丈夫よ．一緒に頑張りましょ」と励ました．

❺ アセスメント（退院前）と看護上の課題（看護診断）

退院に先立ち，患者と家族とともに退院後の日常生活について話し合い，退院時の最終目標を①適切な食事摂取法を身につけ，不安を最小限にして退院すること，②外来で内服治療を受けながら，少しずつでも体重を増加していくこと，③援助を受けながらでも身の回りのことを自分で行えるようになること，の3点であることを確認し合った．この最終目標の設定後，今までの看護計画を振り返り，現時点の課題を患者とともに話し合った結果，以下の4点が抽出された．

#1 （現行）食事摂取に恐怖を感じていることにより，必要なカロリーを十分に摂取していない．

#2 術後合併症・内服治療に起因する食欲不振の体験と退院後の食生活が具体的に予測できないことにより，退院後の食生活，内服治療に不安・焦りを感じている．

#3 胃（幽門）切術後の食事摂取法の知識を行動に移すことが困難なことにより，ダンピング症候群を起こす可能性がある．

#4 術後の体力低下により，外出を控えるなど生活の楽しみが少なくなる可能性がある．

各課題を挙げた根拠とアセスメントは次のとおりである．

#1 食事摂取に恐怖を感じていることにより，必要なカロリーを十分に摂取していない．

〔統合的アセスメント〕

内服治療が開始された後，嘔気が出現したが，嘔気止めの内服によって軽減され，患者自身からのつかえ感や嘔気の訴えもない．このことから，吻合部の通過は良好に保たれていることが理解できる．それにもかかわらず，患者は，つかえ感が再度出現することを恐れ，食事の摂取が進んでいない．現在，食事摂取量は徐々に増量の傾向にあるが，体重は43kgと入院時から4.2kg減少している．胃切除術後患者は，手術侵襲，術後合併症，または食事摂取状況によって体重減少が伴う．Shavkatら[14]の胃切除術後の体重変化を長期的に評価した研究において，吉川ら[15]が胃切除術を受けた1カ月後の体重変化率を算出した結果，開腹幽門側切除（研究対象者：14名，平均年齢67.2 ± 10.1）では，8.8％，開腹胃全摘（8名，

58.13 ± 13.06）では 10.7％，腹腔鏡下幽門切除（19 名，62.0 ± 10.9）では，6.4％ の体重減少が認められた（体重変化率については吉川ら [15] の研究を参照した）．このことを考慮すると，今のところ患者の体重減少は平均的な範囲と考えられる．

　退院後は，運動量が増えるため消費カロリーの増加が予想されること，外来で継続される抗癌剤の内服治療の副作用として食欲不振を起こす可能性があり，さらに体重が減少する恐れがある．

　退院までに適切な食事摂取法を獲得し，退院後の体重回復を目指すべき状況である．

＃2　術後合併症・内服治療に起因する食欲不振の体験と退院後の食生活が具体的に予測できないことにより，退院後の食生活，内服治療に不安・焦りを感じている．

〔統合的アセスメント〕

　食事開始時に熱心に学習する姿勢をみせた患者にとり，術後にダンピング症候群や通過障害などの合併症によって食欲不振が生じたことは，自信を喪失させる体験となった．現在は，徐々に食事摂取量が増え，自信を取り戻しつつある段階である．しかし，なおも食事摂取量は不十分で体重が減少していることや，体力が低下していることを患者本人も自覚しており，退院を告げられて以来焦りを感じ始めている．さらに，症状が食後にいつ起こるかわからないという不安があり，神経質になっている．

　退院後は，家族に適切に調理してもらい，家族に援助してもらいながらも，食事摂取法を自分でコントロールしていかねばならないことに，患者は不安と焦りを感じており，本人も「自信がありません」と言葉に表現している．

　さらに，外来での内服治療が退院後も継続される予定であり，副作用に対する不安と，副作用への対策を知らないことによる焦燥感を生じている状況である．また，今後，抗癌剤内服治療に対して，副作用などの有害事象が強く患者本人に現れ，生活などに影響を及ぼしている場合，患者本人や家族の意思を確認しながら，治療の継続や休止などを担当医および薬剤師とともに相談していく必要がある．

＃3　胃（幽門）切術後の食事摂取法の知識を行動に移すことが困難なことにより，ダンピング症候群を起こす可能性がある．

〔統合的アセスメント〕

　患者は，流動食は適切に摂取できていたが，五分粥となった時点で，お粥になった喜びにより短時間で食事摂取を行い，軽度のダンピング症候群を生じた体験がある．これは，ダンピング症候群の理解が不十分であり，適切な食行動に移すことが困難であったためと考えられる．このことに対して，数日前に立案した看護計画（p.65）にて，術後 5 日目に患者と家族に術後の胃の大きさと喪失機能，ダンピング症候群のメカニズムと注意点についてイラストを用いてわかりやすく説明した．その後，患者は食事摂取の際，注意点を意識して摂取し，徐々に食事量も増加している状況にあった．しかし，TS-1 による内服治療が始まり，それに対する嘔気などの消化器症状が出現し，食事量が安定していない状況にある．

　また，高齢である患者が内服治療のことや食事摂取方法のことなど多くのことに注意を向けることは難しくなる．

3　看護過程の展開

これらのことを考慮すると，内服治療の副作用が軽減し，今後再び患者の食事量が増加することや，退院後，家族とともに食事をすることにより，無意識的に食事摂取量が過剰となったり食事時間が短縮したり，それらが原因となってダンピング症候群を生じる可能性がある．

 # 4　術後の体力低下により，外出を控えるなど生活の楽しみが少なくなる可能性がある．
〔根拠とアセスメント〕
　入院前の患者は，家事や身の回りのことは自分で行っていた．しかし上腹部開腹手術後の体力低下により，立位や歩行においてふらつきがみられるため，看護師が付き添っている状況にある．また，患者は，入院前，週に一度のシニア倶楽部に参加したり，折り紙や川柳を楽しんだりしていた．高齢女性は，日常生活のなかで生きがいを感じていることも多いため，活動の基盤となるエネルギー摂取ができなくなると，他の生活活動（日常生活動作や余暇活動など）にも影響を及ぼす恐れもある．

❻ 退院に向けた解決目標・具体策

　患者・家族とともにそれぞれの課題に対する解決目標を立て，退院後の日常生活の実際を考慮しながら，より具体的になるように具体策を立案した（表2-5）．

表2-5 解決目標・具体策

看護上の課題（看護診断）
 # 1　食事摂取に恐怖を感じていることにより，必要なカロリーを十分に摂取していない

解決目標
＊食事摂取への恐怖が軽減し，必要摂取カロリーが十分に摂取できる
・食事を摂取するときに，注意点を意識して食べることができる
・食事摂取に前向きな発言がある
・体重を 45.0kg まで回復する
　（標準体重は 48kg　根拠：70 歳以上は BMI の範囲が 21.5 ～ 24.9 のため）

具体策
（1）現在の食事摂取状況の把握
・1 日の摂取量　・1 日の食事回数　・1 日の総摂取カロリー　・栄養バランス　・食物の嗜好
（2）望ましい食事摂取基準について理解を促す
・食事摂取基準（77 歳，女，軽労作）
（3）現在の問題点の共有と問題解決に向けた食事指導
・指導をする際は，絵で示したパンフレットを用いながら，大きめの字でわかりやすく，患者の理解度を確認しながら説明する
・家族（娘）が料理をすることになるため，調理方法については一緒に聞いてもらうよう伝える
・栄養士による食事について個別指導を受けることもできることを伝える

食事摂取法について

（※から必要な項目を抜粋して）
※必要時食事回数を増やすことを考えるが，食事の間隔は均一にする
※よく噛んで唾液と混ぜ合わせる
※スープなどを先にとると満腹になるので，固形物は先に，液体は後にとる
※消化・吸収のよいものを選択する

食品の選択・調理法について

※良質のタンパク質を含む食品を選択する
※魚，肉はタンパク質に富むが，なまものは食中毒の危険性があるので控える
※油脂類は高カロリーではあるが，とりすぎは消化不良を起こし，下痢の原因となる
※間食にプリン，ビスケット，バナナなど高カロリーあるいは高タンパク（栄養補助食品などのゼリーやドリンク）のものを摂取する
※消化・吸収を助けるため，ゆでる，蒸す，煮るなどの方法を取り入れる
※食が進まないときなど，フルーツや野菜を入れて撹拌したジュースや，野菜や肉などをスープ状にしても同様の栄養がとれることも勧める
※貧血を改善するため，鉄を多く含む食品，鉄の吸収を高めるビタミン C を多く含む食品，ビタミン B_{12} を多く含む食品を摂取することも勧める（p.39 参照）
※家族に食事指導内容の理解を得たうえで，患者の好みの料理をもってきてもらう

（4）退院後の食生活パターンの予測
・入院前の食生活パターンの予測（食事回数，量，間食の有無，調理担当者，生活時間のパターン）
・退院後の生活の計画の把握
・家族のサポート状況

（5）化学療法による嘔気出現時の食事指導・家族と一緒に（娘）
・指導をする際は，絵で示したパンフレットを用いながら，大きめの字でわかりやすく，患者の理解度を確認しながら説明する
・家族に時間の余裕があれば一緒に聞いてもらう
・外来部門と連携する

（6）体重の回復に向けての援助
・精神的に負担にならない程度の増量の目標を患者とともに設定する（1 週間 500g 増量など）
・目標の達成度を評価し，問題点を述べたうえで，好ましい点を強調し，自信の回復につなげる
・退院後も家族内で管理できるように，週に一度の体重測定と自己評価を勧める
・家族にも協力を求め，見守りながら変化があるようなら，外来時に報告してもらう

3 看護過程の展開

＃2 術後合併症・内服治療に起因する食欲不振の体験と退院後の食生活が具体的に予測できないことにより，退院後の食生活，内服治療に不安・焦りを感じている

解決目標

＊退院後の食生活・内服治療への不安・焦りが軽減する
・内服治療を納得して取り組むことができる
・娘が退院後の調理法・食事摂取法について具体的方法を述べることができる
・退院後の生活について「自信がついた」という発言がある

具体策

（1）不安・焦りを表出できる環境の提供
・プライバシーを守る環境を確保する
・患者の話を聞くまとまった時間を確保する
・患者の目線に合わせて話を聞く
・患者の言葉をそのまま反復し，患者が自分の感情の動きに気づけるようにする
・患者の不安・焦りを優先し看護師自身の思いを強制しない
・感情不安定の際にも，落ち着いた態度で接する
・患者のどのような感情でも受け止める準備があることを非言語的に伝える
・患者が感情を表現している機会を逃さない
・他に優先させたい事項がある場合には，必ず次に訪床する時間とその長さについて了解を得る

（2）恐怖・不安・焦りの原因を明確にする
・何に不安を抱き，焦っているのかを詳しく尋ねる
・家族から患者の不安・焦りの原因について情報を得る
・患者が必要としている情報を抽出する

（3）食生活について患者と家族（娘）が必要とする情報を過不足なく提供する
・食事摂取法や調理方法を指導する際は，絵で示したパンフレットを用いながら，大きめの字でわかりやすく，患者や家族の理解度を確認しながら説明する
・家族に時間の余裕があれば一緒に聞いてもらう（＃1参照）
・家族に，食事を患者用と家族用と別々に用意する必要のない調理法の工夫などを伝える
・栄養士の協力を得る
・主治医に確認したうえで，娘に退院後を想定した食事を持ってきてもよいことを伝える

（4）内服治療について患者，家族が必要とする情報を過不足なく提供する
・指導をする際は，絵で示したパンフレットを用いながら，大きめの字でわかりやすく，患者の理解度を確認しながら説明する
・家族に時間の余裕があれば一緒に聞いてもらう
・内服治療についての継続について医師，薬剤師と検討する
・患者および家族（娘，娘の夫）へ病気や治療に対する思いを聞く
※カプセルが飲みにくい場合は，顆粒や口腔内崩壊錠（OD錠）に変更

（5）患者の不安の軽減，自信回復を促す
・目標の達成度を患者・家族とともに確認し，患者が少しでも問題解決に向かっている点を具体的にほめる
・目標達成に向かっていない点は，患者自身のやる気を失わせないように留意し，ともに解決策を考える
・家族には，患者の状況を伝え，退院に向けて焦らなくても大丈夫であることを伝えてもらう
・胃切除後の一時的な体重減少や体力低下はほとんどの患者に生じることを伝える
・家族への指導目標を細かく立案・評価し，疑問・不安などがあるときは表出してもらうように伝える

#3　胃（幽門）切術後の食事摂取法の知識を行動に移すことが困難なことにより，ダンピング症候群を起こす可能性がある

解決目標

＊食事摂取法の知識を行動に生かし，ダンピング症状に伴う苦痛を軽減できる

具体策

（1）胃切除による機能の変化と食事法の変化について本人の食事摂取状況に配慮して説明する
・絵で示したパンフレットを用い，患者の理解度を確認しながら説明する
・家族に時間の余裕があれば一緒に聞いてもらう
・現在の食事摂取状況の把握（＃1（1）参照）
・今後の食生活への考えかた

（2）胃切除による機能の変化とダンピング症候群出現のメカニズムの理解を確認する
・（＃1（2）参照）提示したパンフレットをもとに，患者の理解を確認する
・家族に時間の余裕があれば一緒に聞いてもらう
・理解できていないような場合は，簡単な言葉に言い換える工夫をする
・患者の苦痛にならないように配慮する

（3）ダンピング症候群予防のための食事摂取法の理解を確認する
・（＃1（3）参照）提示したパンフレットをもとに，患者の理解を確認する
・家族に時間の余裕があれば一緒に聞いてもらう
・理解できていないような場合は，簡単な言葉に言い換える工夫をする
・患者の苦痛にならないように配慮する

（4）ダンピング症候群予防のための調理法の指導
・調理担当である娘に指導を行う
・高炭水化物の食品は避け，高脂肪，高タンパク質の食品を選択する
・少ない量でカロリーが多い食物を選択する
・消化・吸収を助けるため，ゆでる，蒸す，煮るなどの方法を用いる，または具体的に食品を提供する

（5）食事指導の知識が行動に移せるような指導
・患者の食行動を把握したうえで，具体的な食事摂取方法を提案する
　（例・食器を小さめにして，食事量を制限する
　　　・スプーン1杯の食事を口に入れたら，スプーンを食卓に置き，食事時間の延長を図る
　　　・一口に対して，20回噛んでから飲み込む，よく咀嚼する，など）
・患者の理解度を確認しながら，退院後の生活を想定して行う
・患者の苦痛にならないように配慮する

（6）食事療法について家族の理解・協力を得る・食事時間の延長，食後の安静は治療の一環であることを説明する
・退院後に適切な食事摂取ができる環境整備を依頼する
・入院前の食事量の半分残し，2回に分けて食べたり，生活のなかで工夫ができることなどの対策を伝える

#4　術後の体力低下により，外出を控えるなど生活の楽しみが少なくなる可能性がある

解決目標
＊退院後の生活を予測でき，楽しみを見いだすことができる
・体力が向上し，身の回りのことが自分でできるようになる
・退院後の生活に前向きな発言が聞かれる

具体策
（1）退院後の生活を見据えた指導
・入院前の日常生活状況を把握する
（家事，外出，家屋の構造，社会的活動や趣味など）
・現在の日常生活行動の状態を把握する
（#2（1）参照）
・今後の生活への考えかたについて患者に聞く
（2）PT（理学療法士）・OT（作業療法士）によるリハビリテーションの実施
・全身状態の把握（バイタルサイン，疼痛，吐き気，疲労感の訴えや表情など）
・理学療法士，作業療法士と患者のリハビリテーション状況について情報を共有する
・（1）の入院前の生活状況を確認し，試験外泊に向けて目標の再設定を行う
（3）入院前の趣味などを取り入れ気分転換を図る
・患者の希望を聞きながらテレビをみることや，折り紙をする時間をつくる
・退院後の生活の楽しみを家族も交えて一緒に考える
・主治医に確認したうえで，娘に退院後を想定した調理を持ってきてもよいことを伝える

❼ 評価の実際

#1　食事摂取に恐怖を感じていることにより，必要なカロリーを十分に摂取していない

　翌日，Tさんと娘と一緒に，昨日の記録をもとに1日の総摂取カロリーと三大栄養素のバランスを算出し，必要な食事摂取基準（表2-6）との比較を行った．その結果，カロリー量は必要量の6割弱であった．三大栄養素のバランスでは，タンパク質・脂質は少なく，それに比べて炭水化物が多いという，アンバランスが生じていることが明らかになった．

　Tさんは，カロリー不足について，「手術のあとだから少ないとは思っていたけど，7割しかとれてないのね」と驚いていた．

　栄養バランスの偏りについて，「主食が多めで，副食は野菜が中心で量が少ない」という現在の食事法に問題があると思われた．このことに関して，娘は「栄養のバランスのためには，脂っこいものはやめて，お米と野菜を食べたほうがいいのね」，Tさんは「そうなのね」と回答した．これに関連し，改めて
　・炭水化物はダンピング症候群を誘発するので少なめでもよいこと
　・高タンパク・高脂肪のもので総カロリー量を補うことが必要であること
　・ビタミンやミネラルのバランスのためにも，どの料理もバランスよく摂取したほうがよいこと
の3点を中心に指導した．

表2-6 生活活動強度Ⅱ（ふつう）70歳以上　日本人の食事摂取基準（2015）

（厚生労働省生活習慣病対策室：日本人の食事摂取基準（2015年版）．より抜粋して作成．
太字が，Ｔさんの食事摂取基準（／日）に該当する）

年齢（歳）	参照身長（cm）		参照体重（kg）		推定エネルギー必要量（kcal）Ⅱ（ふつう）		総脂質 脂肪エネルギー比率目標量（%）	たんぱく質推奨量（g）	
	男	女	男	女	男	女		男	女
18〜29	170.3	158.0	63.2	50.0	2,650	1,950	20以上 30未満	60	50
30〜49	170.7	158.0	68.5	53.1	2,650	2,000			
50〜69	166.6	153.5	65.3	53.0	2,450	1,900			
70以上	160.8	**148.0**	60.0	**49.5**	2,200	**1,750**			

年齢（歳）	カルシウム 目標量（mg）		上限量（mg）	鉄 推奨量（mg）			鉄 上限量（mg）		ビタミンA 推奨量（mgRE[*2]）		上限量（mgRE）
	男	女		男	女 月経なし[*1]	女 月経あり	男	女	男	女	
18〜29	800	650	2,500	7.0	6.0	10.5	50	40	850	650	2,700
30〜49	650			7.5	6.5		55		900	700	
50〜69	700						50		850		
70以上				7.0	**6.0**	—			800	**650**	

年齢（歳）	ビタミンD 推奨量（mg）	上限量（mg）	ビタミンB₁ 推奨量（mg） 男	女	上限量（mg）	ビタミンB₂ 推奨量（mg） 男	女	上限量（mg）
18〜29	—	100	1.4	1.1	—	1.6	1.2	—
30〜49								
50〜69			1.3	1.0		1.5	1.1	
70以上			1.2	**0.9**		1.3	**1.1**	

年齢（歳）	ナイアシン 推奨量（mgNE[*3]） 男	女	上限量[*4]（mg） 男	女	ビタミンC 推奨量（mg）	上限量（mg）
18〜29	15	11	300（80）	250（65）	100	—
30〜49		12	350（85）			
50〜69	14	11	350（80）			
70以上	13	**10**	300（75）	250（60）		

＊1　妊婦ならびに授乳婦で用いる
　　妊婦（付加量）＋13.0, 授乳婦（付加量）＋2.5
＊2　RE：レチノール当量
＊3　NE：ナイアシン当量
＊4　ニコチンアミドのmg量，（　）内はニコチン酸のmg量

○推奨量（recommended dietary allowance:RDA）
　ある性・年齢階級に属する人々のほとんど（97〜98%）が1日の必要量を満たすと推定される1日の摂取量である
　原則として「推定平均必要量＋標準偏差の2倍（2SD）とした」
○上限量（tolerable upper intake level:UL）
　ある性・年齢階級に属するほとんどすべての人々が，過剰摂取による健康障害を起こすことのない栄養摂取量の最大
　限の量である．

食事指導中，Tさんと娘は熱心に聞く姿勢をみせ，「でも，たくさんは食べられないわ．どうしたらいいんですか？」と質問していた．このことは，食事の記録をもとにTさんの問題を明確にし，その問題に集中して指導を行った結果，Tさんと娘がTさん自身の問題を正確に理解でき，解決方法を求めることができた，と評価できた．

そこで，術後のTさんの食事に関して

・胃の貯蔵量の減少により，少量の摂取しかできないこと

・総摂取カロリーは増やしていく必要があること

といった2つの条件をともに確認しながら書き出した．娘は「そうか，少しでカロリーがとれるような食品を選べばいいんですね」と話し，「だからタンパク質や脂肪をとったほうがいいのね」と納得していた．Tさんも一緒にうなずいて聞いていた．娘は，食品成分表を使い，少量で高カロリーの食物を確認しており，「お母さんの好きなものを考えて少しつくってみるわ」と話し，娘に食品成分表を渡してこの日の食事指導を終了した．

翌日，Tさんのほうから，「昨日の夕食は娘と一緒に主食と副食のバランスを考えて食事し，不快な症状はありませんでした」と話した．また，「娘は，昨日の冊子をみて勉強してるみたい．心強いわ」と話した．面会に来た娘は，「肉や魚はタンパク質が多いけど，なまで食べると食中毒起こしちゃうみたい」「脂肪は高カロリーだけど，下痢に注意しなくちゃいけないんですね」と話した．このことは，Tさんが解決方法を必要としたタイミングに活用できる指導教材（食品成分表，パンフレット）が提示され，患者自身と家族が考えられる環境が整えられたため，具体的な摂取方法を表現できるまでに理解できた，と評価できた．

Tさんが食事摂取に意欲的に取り組み始めたころ，看護師から体重の回復に関して1週間の増量目標設定を提案した．Tさんは，これを負担に感じている様子をみせ，「たくさん増やすのは無理ですよ」と話した．そのため，Tさん自身に達成可能な目標を尋ねたところ，1週間で300gとのことだった．1週間後の体重は43.0kgから43.5kgまで増量し，目標を達成できた．その後，毎日体重を記録するなど積極的ではあったが，100g単位の減量でもひどく落ち込むこともあり，神経質になっている様子であった．このことについて，看護師から神経質になりすぎて精神的ストレスを感じることは，消化・吸収を妨げ，Tさんの目標達成にマイナスであることを説明し，理解が得られたようである．そのうえで，食事の摂取法は向上していること，体重は少なくとも減少傾向にはないことを伝え，Tさんの努力を保証した．Tさんは，「そうね，自分の努力も認めないとね．娘も気にしないようにって言ってたわ」と落ち着いた様子で話した．

一般に目標設定は患者の意欲を引き出すことに有効であることが多い．しかし，Tさんのように目標達成自体に意義を見いだすような場合は，行動の変容（今までに考えられなかったことが考えられるようになった，今までとれなかった行動がとれるようになった，など）に意義があることを伝え，理解を得ることが必要であることがわかった．また，高齢者の場合は，今まで培ってきた長い習慣があり，術後の状況に合わせ，行動を変容することは容易ではない．どの部分をどのように変えなければならないのか，高齢者の習慣を細かく情報収集し，本人が納得して取り組めるよう具体策を提案しながら，時間をかけて変容を進めていくことが重要である．

退院後の化学療法に関して心配なことを確認したところ，嘔気が出現したときの食事摂取についての質問をした．嘔気があるときは，無理に食事摂取は勧めないことを説明すると，Tさんはほっとした表情をみせた．さらに，退院後のことは外来部門と連携し，Tさんの問題解決に協力することを伝えると「じゃ，これからもよろしく」と握手を求めてきた．

　指導の導入で無理に食事摂取は勧めないと説明したことは，看護師の指示に神経質になりやすいTさんの緊張を緩和したため，Tさんおよび娘は，その後に続いた指導内容を余裕をもって聞くことができたと評価できた．また，退院後における看護の継続性を保証したことで，患者および家族は安心感を得たと評価できた．

#2　術後合併症・内服治療に起因する食欲不振の体験と退院後の食生活が具体的に予測できないことにより，退院後の食生活，内服治療に不安・焦りを感じている．

　主治医から退院・内服治療の説明を受けたときの様子から，患者と家族は，食事の摂取法と内服治療についての知識を必要としていると評価できた．

　食事の摂取法に関して，「#1の評価の実際」に示す経過をたどり適切に実践できるようになっていた．Tさんに「食事のとり方について，不安を感じていますか？」と尋ねると，「いいえ，食事のとり方に関する不安はありません」と回答した．しかし，その後もすっきりしないような表情であった．これは，closed ended question（閉鎖型質問；「はい」「いいえ」のように短い答えで済むような質問法）で尋ねたため，食事のとり方への思いしか確認できなかった結果と評価できた．そこで，「ほかに何か不安なことはありませんか？」とopen ended question（自由回答質問法）で質問を試みた．すると，Tさんは「退院後の食生活について，娘だけが頼りになっているので，娘に迷惑をかけることになり申し訳なく思っている」と話した．

　看護師は，Tさんのそばに腰掛け，Tさんの言葉を遮らないようにその言葉を反復しながら，話にじっくりと耳を傾けた．Tさんは，混乱した様子で訴えた後，少しずつ落ち着いた様子を取り戻した．

　ここでは，Tさん自身が感じていることを言葉にする機会がもてたことで，自分の思いが徐々に整理され，明確になっていったと評価できた．Tさんは，以前，夫を介護していた経験で，介護の大変さを知っていることもあり，それを娘に背負わせたくないという気持ちを強くもっていることが考えられた．また，Tさん自身が，手術後の食事状況の変化に対して受容できていない状況にあると考えられる．Tさんの治療に対する思い，術後の食事療法の思いなどを傾聴し，食事のとり方に注意して食べられるようになってきていることを一緒に評価していくことで，よりTさんの自信につながると考えられる．

　また，面会に来た娘に，Tさんと同じように質問を行ったところ，
・Tさん自身と家族の2種類の料理をつくらなければならず，1日（朝食・昼食・夕食）6種類もの食事をつくっていく自信がない．
・自分が息子の世話をしているときに，Tさんの世話が重なってしまうと気持ちに余裕がなくなるのではないか不安になる．

の2つを話した．

　娘がTさんと家族の2種類の料理をつくることを負担に感じているため，栄養士に協力

を依頼し，適切な調理法を検討した．揚げものやなまものなどは下痢や食中毒の原因となるため避けるべきであるが，その他は消化をよくする工夫をすれば，家族と同じ料理でよいことが伝えられた．娘は，安心した様子をみせたが，「消化をよくするにはどうすればいいんですか？」と，まだ調理法の具体的イメージがつかず，不安が解消されない様子をみせていた．そのため，消化をよくするための，より具体的な方法として，

・お粥や麺類は噛まずに飲み込むため，主食を軟らかいご飯にする
・肉類，野菜などは軟らかく煮込む
・繊維が多い野菜や硬いものは細かく刻む
・蒸す，裏ごしする，ミキサーにかける

などといった方法を紹介していった．Tさんと娘は，「軟らかくしたり，細かくしたりすればいいのね」と納得していた．

また，娘に，Tさんの娘を気遣う思いを看護師から伝えた．娘は，「そうなんですね．母は父の時，相当苦労してたから…．でも，食事の工夫のことを知って少し安心しました．母にもそれとなく心配しなくていいよと伝えておきます」と話した．

Tさんは，「1人であれこれ考えて，取り越し苦労してたみたいね」と笑顔をみせた．このことは，患者の不安な気持ちを傾聴し，明らかにしたことで，Tさんの思いを家族に理解してもらえたこと，また，家族の不安な気持ちについても，適切に情報を提供したことで，家族の心配は軽減につながったと評価できた．

さらに，Tさんは内服治療について不安を抱いている様子が観察されたため，Tさん自身に何を不安に感じているのかを open ended question を用いて確認した．Tさんは嘔気出現時の対処方法などは，「#1の評価の実際」に示すように理解できていたが，「何がどうなるのかよくわからなくて」と話していた．これは，内服治療の計画について，具体的イメージがつかないことによって生じている不安であると考察された．そこで，主治医と連絡・調整を行い，Tさんと家族が内服治療の予定を具体的に聞く機会を設定した．

翌日，Tさんと娘，娘の夫，主治医，薬剤師，看護師同席のもとで内服予定についての説明を実施した．Tさんは，熱心に説明を聞いていた．時々，娘と顔を見合わせるなど理解が不十分そうな場面があり，看護師は主治医にもう一度説明を求めたり，わかりやすい言葉に言い換えたりして，Tさん・家族の理解を促していった．説明終了時，Tさんと家族は，主治医に対して「よくわかりました．よろしくお願いします」と十分に理解できた様子をみせ，内服治療について，今後の状況もふまえながら，現時点では継続していくということが決定した．そこで，その直後を見計らって，看護師から内服治療の副作用出現時の生活上の注意点をわかりやすく記載したパンフレットを渡し，いつでも見られるようにした．

数日後，看護師が内服治療の副作用として白血球減少や下痢が出現したときの注意点を伝えると，Tさんは「この冊子に書いてあったことね．時々目を通してるからわかってきたみたい」と話した．このことは，主治医と薬剤師からの内服治療の専門知識を十分に理解できたうえで日常生活の注意点についてのパンフレットを読んだことで，Tさんの理解につながったと評価できた．

#3　胃（幽門）切術後の食事摂取法の知識を行動に移すことが困難なことにより，ダンピング症候群を起こす可能性がある．

　食事の摂取法については，「#1の評価の実際」にあるように獲得された．しかし，一口ごとの時間間隔はとっているが，あまり咀嚼しないで飲み込んでおり一口の時間が短いことが確認された．このことは，体重が減少したことにより，義歯の咬合の不適合が認められ，院内の歯科受診にて確認してもらうこととした．また，咀嚼回数が少ないためか，食事中たびたび飲水しており，1回の食事につき約200mL程度の飲水をしていた．

　Tさんに胃の大きさと喪失機能について伝えると，「そうだったわね．やっぱり難しいわね」と，表情をくもらせた．この言葉に，Tさんの「自分は今の食事摂取法で精一杯である」という思いが込められていることが理解できたので，まずTさんの努力を理解していることを伝え，そのうえで，ここでの注意点を

　・食事を口に入れたら，20回程度噛みましょう．

　・食事中のお水は少量にしましょう．

と，具体的に表現し，かつ箇条書きにして，食事中に目のつく箇所に貼った．Tさんは，納得できない表情ながらも「一応，やってみます」と答えた．翌日，Tさんは，義歯の咬合の不具合が解消され，「食べやすくなりました」と話した．食事をいつもより回数を増やして噛み，水分摂取も控えて食べている様子であった．Tさんの食べ方が少しずつ変化してきていることに対し，看護師は，Tさんの努力を認め，ほめた．時折，「なんだか病院の食事って味気ないわね」と漏らすこともあった．主治医に確認後，面会に来た娘にも協力を得て，Tさんの好きな食事を持ってきてもらうように依頼した．徐々にTさんの表情は変化し，「娘がつくった食事が食べたいわ」と笑顔で話した．次の日，娘が持参した煮物を口にすると，「久しぶりにおいしい食事を食べた．早く家に帰りたいわ」と話した．このことは，Tさんが少しずつ術後の身体に合わせた食べ方に少しずつ適応してきていると評価できた．また，家族がつくった食事を提供することにより，Tさんの退院後を想定した食事摂取を確認できること，またTさん自身が退院したいという意欲を高めることもできたと評価できた．

#4　術後の体力低下により，外出を控えるなど生活の楽しみが少なくなる可能性がある．

　ADLに関して，入院前の患者は，娘と一緒に家事を行ったり，ゆっくりではあるが身の回りのことを自分で行っていた．術後の離床は血圧の変動や疼痛によりスムーズには進まなかったものの，現在の全身状態は落ち着いており，歩行の際は，立位になる際と歩行途中に疲労感によりふらつきがみられるため，看護師が付き添い行っている状況である．理学療法士や作業療法士によるリハビリテーションにおいては，ダンピング症候群や治療の副作用の症状が強いときを除き，リハビリテーション室にて運動を行っている．退院後の生活状況を見据えたリハビリテーションを行うために，玄関の段差や風呂場，トイレの構造，距離などの確認を行った．娘によると，Tさんの自宅は，5年前，Tさんの夫の介護のために風呂，トイレ，寝室，玄関は，手すりを設置し，段差をなくし車椅子移動が可能な状態に改修したとのことであった．

　リハビリテーションでの理学療法士との会話のなかで，Tさんは，「夫の介護のときは大変だったのよ，孫も小さかったから，娘にはそんなに頼めないでしょ」「やっぱり自分の力

で最後までトイレ行ったり，歩いたりしたいもの．シニア倶楽部のお友だちに会ったら，こんな身体じゃ心配されちゃうし，運動，頑張らないといけないわね」と話した．理学療法士から看護師への申し送りにTさんのリハビリテーションに対する思いについても伝えられ，Tさんのリハビリの意欲がうかがえた．

　患者は，現在，医師・看護師のかかわりだけでなく，理学療法士や作業療法士などさまざまな医療専門職者とのかかわりがある．他職種から意見を聞いたり，目標を共有することにより，同じ目標をもって治療・ケアを行えることと，患者を多面的にとらえることができる．リハビリテーション室のTさんの発言などを確認することで，Tさんの信念やリハビリテーションに対する思いを確認することができたと評価できた．

　また，Tさんは，＃2の評価でもあげられているように，娘に迷惑をかけたくないという気持ちを強くもっている．このことは，Tさん自身，入院前と比べて手術後の状態の変化に対して気持ちが追いついていない不安な状況にあることも考えられる．TさんのADLに対し，援助がなくても少しずつ身の回りのことを自分で行えるようになってきていると前向きにとらえられるように，一緒に評価していく必要があると考えられた．

　数日後，試験外泊が行われた．外泊から帰院したTさんは，寝室や居間，トイレも手すりをつたって移動でき，「前と同じような生活に戻れそうな気がするわ」と，Tさんの自信が垣間見える発言があった．

PLUS ONE

介護保険申請のすすめ

　高齢患者の入院前と手術後のADLが大きく低下している場合で，要介護度の変更申請や，介護保険申請がなされていないときには，なるべく早い段階で介護保険申請を行うように，患者さんとご家族に話しましょう．早い段階から病院のソーシャルワーカーや，担当のケアマネージャーに相談すると良いことを伝え，その仲介役を担うのも看護師の役割です．

PLUS ONE

患者さん目線から環境を整えていますか？

　病室にいる患者さんの視点に立って，病室の環境整備に心がけていますか．以前に比べ，今はシーツ交換などを看護師が行わなくなってきている施設もあります．しかし，患者さんの環境整備は，看護師にとって重要なケアの1つです．

　ある患者さんの病室を訪れると，床頭台の上に，その日の清拭で交換した汚れた寝衣や，体液のついた腹帯を入れた袋が置いてありました．患者さんは，その床頭台のちょうど上のあたりに位置するテレビ画面を見ていました．また，患者さんは食事をするため，その袋をベッドへ移動し，またベッドに戻ると床頭台へと戻していました．

　さて，看護師はどのような意図をもち，床頭台に汚れた衣類袋を置いたのでしょう．家族に汚れた洗濯物を持ち帰ってもらうよう目立つ床頭台に置いたのでしょうか．それとも，看護師は何も考えず置いたのでしょうか．その床頭台は，患者さんの食事をとる場所でもあり，点滴などの物品を置く場所としても使用します．また，患者さんがベッドに横になりテレビを見るときには，汚れた衣類袋が視界に入る状態です．患者さんにとって，あるいはケアを行う看護師にとって，快適な環境とはどのような配慮が必要なのでしょうか．

　環境整備の目的の1つには，感染予防があります．医療者や患者さんの手がよく触れる場所は感染源になるため，そのような場所にはあまり物を置かず，清潔を保っておくことが重要です．そして2つ目には，患者さんが使用する床頭台，オーバーテーブル，あるいはベッド，ベッド柵などは，治療の場にもなります．医療者が素早く行わなければならない処置，そして効率的あるいは快適なケアを行うという面で，環境整備はとても大切です．そして3つ目には，患者さんが安全かつ居心地のよい日常生活を送るためです．患者さんの健康と環境は密接にかかわっています．患者さんが触れる空気，水，風，光，音，温度，匂いなどの環境は心地のよい状態を保っているでしょうか．患者さんの心身状態だけでなく，患者さんの目線に立った環境にも目を向けてみましょう．

引用文献

1) 日本胃癌学会編：胃癌取扱い規約．第15版．p.26，金原出版，2017．
2) UICC日本委員会TNM委員会訳：TNM悪性腫瘍の分類．第8版，p.64．金原出版，2017．
3) 日本胃癌学会編：胃癌取扱い規約．第15版．p.26，金原出版，2017．
4) 前掲書3) p.14
5) 急性腹症診療ガイドライン出版委員会編：急性腹症診療ガイドライン2015．医学書院，p.16，2015．
6) 永井良三，田村やよひ監修：看護学大辞典．第6版，p.1722，メヂカルフレンド社，2013．
7) Shavkat A et al.：Nutritional recovery after open and laparoscopic gastrectomies. Gastric Cancer, 14：144-149, 2011.
8) 吉川貴己・他：胃癌術後の体重／体組成変動とその意義．外科と代謝・栄養．49（5）：205-211, 2015.

第3章

腹腔鏡下結腸切除術を受ける患者の看護

1 基礎知識

OBJECTIVES

1 大腸の解剖・機能を理解する
2 大腸の周辺臓器や循環系・神経系を理解する
3 腹腔鏡下結腸切除術の適応・主な手術手技を理解する
4 腹腔鏡下結腸切除術の利点・欠点を理解する

❶ 大腸の解剖・機能の理解

（1）大腸の解剖

　大腸は，盲腸，結腸，直腸から成っている．結腸はさらに上行結腸，横行結腸，下行結腸，
S状結腸に区分される．

　小腸（回腸）と盲腸は，回盲弁によって境され，盲腸と上行結腸との境界は，回盲弁の上
唇の高さである（図3-1a）．

　盲腸は，6 ～ 8cm の長さで，約6cm の直径（日本人の平均）である．臍と上腸骨を結ぶ
直線の中点に位置している．

　上行結腸は，平均15 ～ 20cm の長さをもち，回盲弁の上唇から右結腸曲にほぼ直線的に
走行している（図3-1a ～ b）．

　横行結腸は，長さ20 ～ 60cm の範囲で変化し，右結腸曲からもう少し上位にある左結腸
曲に至る（図3-1b ～ c）．

　下行結腸は，およそ20 ～ 25cm の長さを有し，左結腸曲からS状結腸起始部（ほぼ腸骨
稜の高さ）までの後腹膜に固定された部分をいう（図3-1c ～ d）．

　S状結腸は，正確な起始部，すなわち下行結腸からの移行点は明瞭ではない．平均の長さ
は大人で40cm である（図3-1d ～ e）．

　直腸は，S状結腸下端より肛門までの部分であり下方は膨れていて，直腸膨大部をつくっ

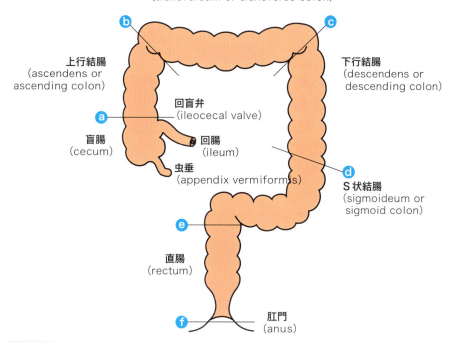

図 3-1 大腸（large intestine or large bowel）の解剖

ている（図 3-1e 〜 f）．

〔**大腸の構造**〕

　大腸壁は，粘膜，粘膜下層，二層の筋層および漿膜から成るが，上行結腸と下行結腸の後壁は，後腹膜に固定され漿膜を欠いている．大腸の粘膜は，小腸と異なり，絨毛がない．粘膜面には，腸腺が無数に開口している（図 3-2）．また，直腸下端は，便の通過という物理的刺激のために，重層扁平上皮となっている．

　結腸は①結腸ひも，②結腸膨起，③腹膜垂の特徴的な 3 点で小腸と異なり，結腸と小腸を識別する目印となる（図 3-3）．

①**結腸ひも**：固有筋層の外側を形成する縦走筋が特に 3 カ所で集合して形成している．このために結腸壁は，縦に縮められ，内腔には半月ひだを生じ，外側には結腸膨起を生じている．

・間膜ひも…結腸間膜についている．

・大網ひも…横行結腸のみで，大網についている．

・自由ひも…腸間膜や大網の付着と関係ないひも．

②**結腸膨起**：大腸の粘膜は結腸半月ひだという三日月形の横行ひだを形成し，その間が膨れている．

③**腹膜垂**：脂肪で満たされた漿膜下の袋である．

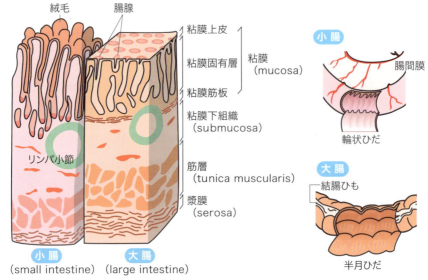

図 3-2 小腸壁と大腸壁の構造

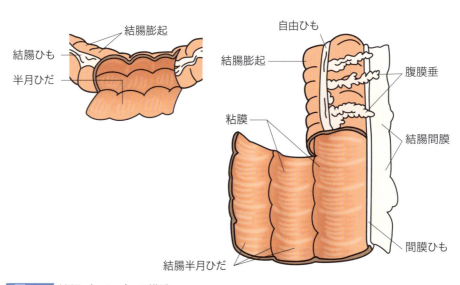

図 3-3 結腸（colon）の構造

(2) 大腸の機能

A 大腸における消化・吸収

　大腸の粘膜面に無数に開口する腸腺から分泌される腸液は，主として粘液で酵素に乏しく，便内の細菌や刺激性物質から，腸壁を保護している．

　大腸では，消化作用はほとんど行われず，主として水とナトリウムの吸収により便の形成が行われる．

　回腸から結腸へ流入する内容の 90％ は水である．固形物としては，空腸および回腸での消化をまぬがれた少量の炭水化物・脂肪・タンパク質などである．回腸から流入する内容物

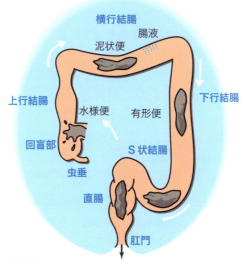

図 3-4 大腸における水分吸収

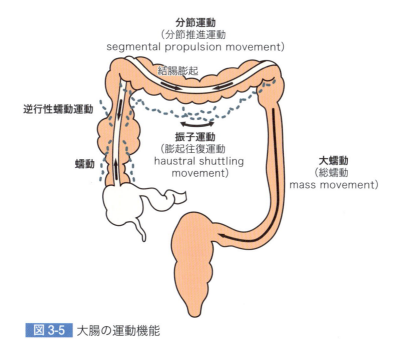

図 3-5 大腸の運動機能

は，結腸内を移動する間に水分が吸収され，半固形の便となる（図 3-4）．
　回盲弁は，大腸内容物の逆流を防ぐ働きと，回腸内容物が急速に大腸へ送られるのを防ぐ働きをしている．

B 大腸の運動機能（図 3-5）

　大腸の運動には，振子運動，分節運動，蠕動，逆行性蠕動運動，大蠕動などがある．縦走

筋帯（結腸ひも）が収縮すると，結腸は短く縮んで結腸膨起ができる．この膨起を形成した部分に，小腸より送られてきた腸内容物が残留し，水分や多数の消化物が十分時間をかけて吸収される．この機能は，輪状筋の収縮により強化される．縦走筋と輪状筋の収縮は，小腸における分節運動と同様のものと考えられる．

　結腸における振子運動は，後腹膜に固定されていない横行結腸の縦走筋の緊張の変化によるものである．蠕動運動は，内容物を口側から肛門側に輸送する動きであり，逆蠕動は，右側結腸で起こるが典型的なものではない．これらの運動が，内容物をこね混ぜ，水分の吸収を助け，時間をかけて肛門側に輸送している．大蠕動は，結腸の広い範囲にわたって，内容物をS状結腸から直腸に押し進めるものである．

　大腸における消化・吸収・運動機能により，粘液，不消化の食物残渣と細菌（10〜30％）から成る便が形成される．そして，S状結腸で有形便となり，S状結腸から直腸へ移動して直腸壁が伸展することによって生じる刺激が，便意として自覚される．

Q&A

Q　食後に便意を感じるのはどうしてですか？

A　食事をとると大腸全体の大蠕動が起こります．これは胃大腸反射によるもので，結腸の内容物（便）はS状結腸に押し込まれ，S状結腸の内容物は直腸に進みます．普通は空になっている直腸の中に便が入ると直腸壁が進展し，この刺激が骨盤内臓神経から求心性に仙髄S2〜4へ達します．そしてこの刺激の一方が高次中枢（脳）へ伝わって便意を感じるのです．
しかし，適切な条件が整うまで外肛門括約筋と肛門挙筋の随意性収縮により排便を延ばすことができます．適切な条件が整い，排便しようという意思が加わると，人は膝屈曲筋の収縮反射を助長する会陰部を反射的に収縮させるのに都合のよいしゃがんだ姿勢をとります．しゃがんだ姿勢をとると，横隔膜が収縮および固定し，声門は閉じ，腹壁筋が収縮することも加わって，腹腔内圧がいっそうい増大するのを助けます．意識的に抑制していた外肛門括約筋の収縮が弛むと便が体外に排出されます．

❷ 大腸周辺の各種臓器と循環系・神経系の理解

（1）大腸の循環系

　上腸間膜動脈は，腹大動脈から分岐する血管で，主に十二指腸・空腸・回腸・大腸の上部に分布する．右側へ中結腸動脈，右結腸動脈，回結腸動脈が分岐する．

　下腸間膜動脈は，腹大動脈の下部で分岐する血管で，下行結腸，S状結腸，直腸などに分布する．左側に左結腸動脈，S状結腸動脈，上直腸動脈が分岐する．これらの動脈は，腹部の各臓器に，酸素を運び栄養を与えている．静脈は，同じ名前の動脈と平行に走っている．下腸間膜静脈は，脾静脈に流れ上腸間膜静脈と合流して門脈となる．

　消化管から集められた血液は，門脈より肝臓に入り，栄養となるものは貯蔵され，有害なものは解毒される（図3-6）．

（2）大腸の神経系

　大腸の運動は，蠕動運動や分節運動など腸壁の自動性によって起こるが，神経の支配も受けている．

　副交感神経である迷走神経は，頸部・胸部そして腹部内臓に分布するが，骨盤内には分布しない．一方，第2～4仙骨神経が合流して骨盤内臓神経となり，直腸，生殖器，膀胱などに分布する．これらは大腸の運動を促進する．

　交感神経である大内臓神経と小内臓神経は，上腸間膜神経節を通って大腸に分布し，腰内臓神経（腰神経の臓側枝）は下腸間膜神経節を通って大腸に分布する．交感神経は副交感神経とは反対に，大腸の運動を抑制する（図3-7）．

（3）大腸周辺の各種臓器

　回腸は右下腹部で，大腸につながっている．横行結腸の上部の右には肝臓が，左には胃が位置している（図3-8）．

　直腸の前方には，男性では膀胱が，女性では子宮，膣が位置している（第4章図4-2参照）．

1 基礎知識

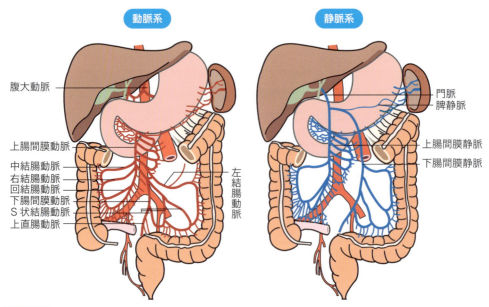

図 3-6 大腸の循環系

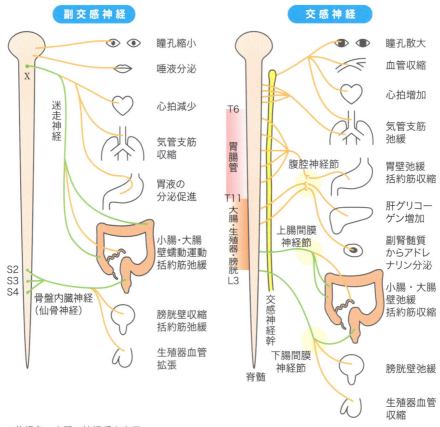

＊黄緑色で大腸の神経系を表示

図 3-7 大腸の神経系

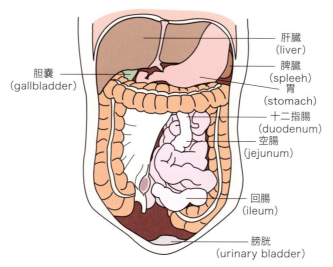

図 3-8 大腸周辺の各種臓器

1 基礎知識

❸ 術式の理解

　腹腔鏡下手術は，1987年フランスで初めて腹腔鏡下胆嚢摘出術を行って以来，世界中に普及してきている．わが国においては，1990年に臨床の場でこの術式が用いられ，以後，虫垂切除術，胃切除術など，さまざまな症例に対して積極的に導入されてきている．

　腹腔鏡下手術は，従来の開腹術とは異なり，腹腔鏡を用いて，テレビモニターに映しだされる画像を見ながら病変部を切除して摘出する方法である．胸腔鏡を用いて肺葉切除術を行うなどの胸腔鏡下手術とともに，特に手術侵襲が小さいという利点から，急速に普及してきている．腹腔鏡や胸腔鏡による手術を総称して内視鏡下外科手術と呼ぶ．また，早期癌に対する内視鏡的粘膜切除術は，代表的な内視鏡的治療であり，内視鏡下外科手術に含まれる．

PLUS ONE

硬膜外鎮痛薬注入法と大腸の運動促進

　硬膜外鎮痛薬注入法は，手術後の疼痛管理に広く用いられています．硬膜外腔は，脊椎黄靱帯と硬膜の間にあり，脊髄神経根，血管，脂肪組織が存在する陰圧の腔です．この硬膜外腔に鎮痛薬を注入すると，脊髄神経の痛みを伝達する部位に作用し，これを遮断することによって鎮痛効果が得られるのです．

　さて，ここで知っておいてもらいたいのは神経の太さと薬液作用です．脊髄神経には自律神経，知覚神経，運動神経があり，この順に太くなっています．薬液による遮断は，細い神経から起こるので，痛みを遮断するときには，知覚神経のみならず自律神経も遮断されるのです．

　図3-7で示したように，硬膜外チューブが挿入される胸・腰部の脊髄分節から出る自律神経は交感神経です．前述したとおり交感神経は大腸の運動を抑制するので，硬膜外への鎮痛薬注入法は手術後の痛みを緩和するだけでなく，大腸の運動抑制の遮断，つまり大腸の運動を促進することにもなるのです．

　ただし塩酸モルヒネを持続注入した場合などは，副作用として便秘を生じやすいので気をつけましょう．

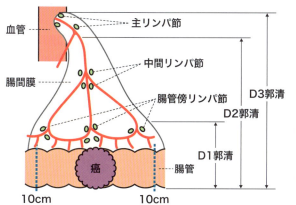

図 3-9 リンパ節郭清（D1，D2，D3 郭清）

（大腸癌研究会編：患者さんのための大腸癌治療ガイドライン 2014 年版．p.22，金原出版，2014．より）

PLUS ONE

大腸癌の腹腔鏡下手術について

　わが国では以前は，大腸癌に対する腹腔鏡下手術において，大腸の良性疾患および早期大腸癌に対してのみ医療保険が認可されていました．しかし，2002 年度より進行大腸癌についても医療保険が追加認定されました．

　適応に関しては，早期大腸癌，特に粘膜内癌で解剖学的に内視鏡的完全切除が行えない症例や，内視鏡的切除後の癌遺残，手術侵襲をできるだけ小さくしたい高齢者の進行大腸癌などが適応となっています（図 3-9）．

　2005 年度版大腸癌治療ガイドライン（大腸癌研究会編）では Stage0 および I の大腸癌に対する治療として認められていました．2009 年度版大腸癌治療ガイドラインでは，Stage 0 および I という規制がはずれ，癌の部位や進行度などの患者要因のほかに，術者の経験，技量を考慮して適応を決めるべきであると改訂されています．すなわち状況が整えば，Stage II および III の進行大腸癌にも適応可能だという理解であり，2016 年版の大腸癌治療ガイドラインでは，Stage0～Stage III 大腸癌の内視鏡治療方針の適応の原則として「リンパ節転移の可能性がほとんどなく，腫瘍が一括切除できる大きさと部位にある．」と明記されています．2018 年 4 月からは保険適応における腫瘍径の上限が撤廃され，保険適応が最大径 2cm 以上の早期大腸癌となりました．

　一方で 2019 年版の大腸癌治療ガイドライン[1]では，腹腔鏡下手術は大腸癌手術の選択肢の 1 つとして行うことを弱く推奨するとされており，横行結腸癌および直腸癌に対する腹腔鏡下手術の有効性は十分に確立されていないことを患者に説明すべきであると明記されています．

内視鏡下外科手術は，従来からの開腹術や開胸術と比較し，手術操作の難易性や経済面での欠点もあるが，それに勝るさまざまな利点があり，今後の発展が望まれている術式である．

適切な術前・術中・術後看護が行えるように，ここでは腹腔鏡下結腸切除術の適応，主な手術手技と器機類，利点と欠点について述べる．

腹腔鏡下結腸切除術は，1991年に米国で初めて報告され，現在，わが国でも導入されている．良性疾患や早期癌のうち，内視鏡的粘膜切除術や内視鏡的粘膜下層剥離術が行えないケースに対して適応され，良性疾患では主に，憩室炎，腸捻転，ポリープなどがある．しかし，病変部が広範囲に及ぶようなケース，心肺系のリスクの高いケース，開腹の既往や腹膜炎などで癒着が高度なケースは適応外である．

腹腔鏡下結腸切除術には体内手術法と体外手術法がある．前者は吻合，剥離，郭清などの手術操作のすべてを腹腔内で行い（主にS状結腸～直腸に病変がある場合），後者は，腹腔鏡下で剥離や切開を行い，吻合部を体外に引き出して，直視下で切除・吻合や郭清を行う，腹腔鏡補助下結腸切除術であり，現在，主に行われている方法である．

(1) 気腹法と吊り上げ法

気腹とは，腹腔内に炭酸ガス（CO_2）を送り込んで満たし，陽圧の状態をつくることにより，腹壁を内側から押し上げる操作である．これは腹腔鏡下手術において，モニターに映し出される画像上の視野を確保し，手術操作をするスペースをつくりだすために行われる．

これに対して，専用の器具で腹壁を外方へ引き上げ，空気を自然流入させて，腹腔内の視野を確保する方法が吊り上げ法である．

A 穿刺式気腹法

① トレンデレンブルグ位の体位とし，臍下部，または臍上部に約1cmの小切開を加え，下腹部の腹壁を挙上，気腹針を30度傾け，骨盤腔に向けて刺入する．

② シリンジテストをする．これは，針の先端が腹腔内にあるかどうかを確かめる方法で，気腹針に生理食塩水入りの注射器を接続し，まず吸引を行って血液や腸内容物が引けてこないことを確認する．その後，生理食塩水を2～3mL注入して，再度吸引し，腹腔内の陰圧で生理食塩水が引けてこないことを確認する（陰圧試験）．

③ CO_2を低流量で送気する．腹腔内圧値，触診，打診にて気腹針が正しく挿入されていることを確認してから高流量とする．

④ 気腹圧が8～10mmHgになったら止め，気腹針を抜去する．

B 気腹針を用いない気腹法

腹部手術の既往のある場合は，気腹針で腹腔内臓器や，腸管を穿刺してしまう可能性があるために次のような方法で行う．

① 筋膜，腹膜に小切開を加え，腹腔内の癒着の程度を知る．

② 炭酸ガス送気弁付きトロカールを，直接，腹腔内に挿入し，気腹する．

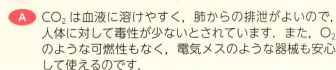

Q 気腹に使われるガスは，どうしてCO$_2$なの？

A CO$_2$は血液に溶けやすく，肺からの排泄がよいので，人体に対して毒性が少ないとされています．また，O$_2$のような可燃性もなく，電気メスのような器械も安心して使えるのです．

気腹法は安定した視野が得られることから，腹腔鏡下手術において幅広く用いられている．しかし，
① 気腹針挿入時の腸管や血管の損傷
② 腹腔内圧上昇に伴う，臓器の血流低下，腎血流量低下
③ 炭酸ガスが血中に吸収され，PaCO$_2$が上昇
④ 動・静脈損傷部からのガス塞栓

などの合併症がある．
これらの問題を解決するために，次のような腹壁吊り上げ法がある．

C 腹壁吊り上げ法

皮下吊り上げ法と全層吊り上げ法の2つがあり，前者は皮下にワイヤーを刺入し，後者は腹壁の全層に吊り上げ器具を挿入し，腹壁を挙上させるものである．

吊り上げ法は，気腹法による合併症を解決した画期的な方法であるが
① 腹膜の圧迫損傷，皮膚損傷，腹壁出血を起こしやすく，術後に疼痛を伴う
② 視野が狭い（特に皮膚弛緩，肥満例）
③ 吊り上げ器具が手術操作の妨げとなる
④ 装着が煩わしい
⑤ 術式により，吊り上げ方法を考慮しなくてはならない

などの欠点もある．

大腸切除においては，トロカール挿入部から摘出できる病変の場合や，横行結腸など，周囲の大きな剥離を必要としない狭い範囲の切除は，気腹法でも，吊り上げ法でも選択可能である．しかし，左半結腸切除，右半結腸切除，S状結腸切除など結腸を広範囲にわたって切除する場合や，剥離操作も大きく行わなければならない場合は，視野の確保を考慮すると気腹法が好ましい．リンパ節郭清が必要な症例では，気腹法にて腸管切除後，小切開をし，吊り上げ法を併用する方法もある．どちらにしても安全で，かつ確実な処置ができる方法を選択すべきである．

（2）腹腔鏡下結腸切除術の必要物品

①**気腹装置**（図 3-10- ⓐ）：腹腔内に炭酸ガスを送気する装置である．気腹針，トロカールを通して注入する．腹腔内圧は 8 〜 10mmHg に保つ．現在は加湿機能が内蔵されたものを使用し，術中の低体温を防止し，スコープレンズの曇りを少なくすることができる．

②**気腹針**（図 3-10- ⓑ）：臍周囲に小切開をし，腹腔内に刺入する．ここに送気チューブを接続して CO_2 を注入する．

③**光源装置**（図 3-10- ⓒ）：光量自動調節機付きがよい．

④**ビデオカメラ・システム，テレビモニター**：術者と助手の目の高さに設置し，20 インチ以上，2 台以上の使用が望まれる．

⑤**腹腔鏡（硬性鏡）**（図 3-10- ⓓ）：通常 10mm 口径のものが用いられる．接眼部に CCD（charge coupled device；光信号を電気信号に変える装置）カメラ，光源ケーブルを接続することにより，腹腔内の映像がテレビモニターに映し出される．

⑥**電気メス**（図 3-10- ⓔ）：剥離や出血点の凝固，止血操作に用いる．吸引・給水機能を兼ね備えたものが便利である．

⑦**ハーモニックスカルペル（HS）**（図 3-10- ⓕ）：切開，止血が同時にできる．神経に対する刺激がないことが特徴だが，凝固能力は電気メスに劣る．

⑧**トロカール**（図 3-10- ⓖ）：把持鉗子，剥離鉗子，剪刀などの鉗子類や縫合器具などを腹腔内に挿入するための器具（管）．腹腔鏡を挿入するトロカールには，気腹状態を保てるバルーン付きのものがある．5mm 径や，10/12mm 径のものがよく用いられている．

⑨**専用鉗子**（図 3-10- ⓗ）：腸管を把持するバブコップ鉗子などがある．

⑩**自動縫合器**（図 3-10- ⓘ）：腸管の切除と両側断端の縫合が同時にできる．腹腔内で使用する場合，広いスペースの確保が必要であり，トロカールの刺入点を考慮しなければならない．

⑪**エンドゲージ**：縫合，切離を行う腸管の厚さを計測する．

⑫**洗浄吸引装置**：本法では多量の洗浄水が必要である．

⑬**パルスオキシメータ**：SpO_2（saturation of arteria　blood oxygen；動脈血酸素飽和度）をモニターでき，低酸素血症，高炭酸ガス血症，末梢循環不全を予防する．

⑭**カプノメータ**：$ETCO_2$（終末呼気炭酸ガス分圧）をモニターし，PaO_2（partial pressure of oxygen in artery；動脈血酸素分圧）の推定，心肺異常の早期発見に努める．

⑮**一般開腹用手術セット**：緊急の開腹手術移行への準備をしておかなければならない．

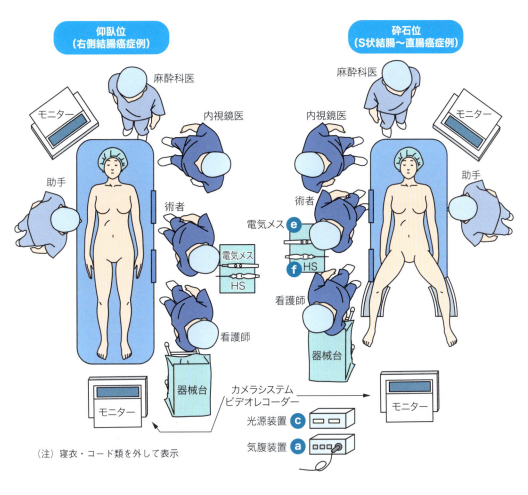
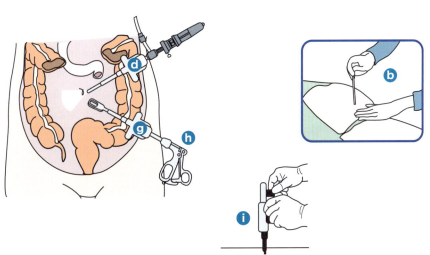

図 3-10 手術体位と配置

Q&A

Q SaO₂ と SpO₂ はどう違うの？

> **A** SaO₂ も SpO₂ も動脈血酸素飽和度ですが SaO₂ は動脈血から得た値であり，SpO₂ はパルスオキシメータから得た値です．
>
> S = saturation（飽和）
>
> a=arterial blood（動脈血）
>
> p = pulse（脈）
>
> O₂ = oxgen（酸素）
>
> ですから，パルスオキシメータの測定値は動脈血で測定したときよりも誤差要因が加わります．

（3）手術体位と器械類の配置

病変の部位により，患者の手術体位，器械類，医師・看護師の人員の配置も異なってくる．

上行〜下行結腸は仰臥位で，術中は頭低位とし，小腸や大網は上腹部側に移動させ，視野を確保する．S状結腸〜直腸は切石位とし，さらに左高位トレンデレンブルグ位とする．

術者の操作方向とモニター画面が一致することが望ましい．術者の位置は病変の部位と対側とする（図3-10）．

トロカールの刺入部位と本数は，症例，施設により多少異なる．

腹腔内のスペースを十分に確保するため，病変部よりある程度距離をおいた位置をトロカール刺入部位とする．

（4）腹腔鏡下結腸切除術の麻酔

手術所要時間が長いこと，気腹により腹腔内圧が上昇すること，および筋弛緩を必要とすることが多いため，気管内挿管による全身麻酔下で施行される．この際，笑気を用いないという特徴がある．笑気が腸管に移行すると，腸管が拡張し，視野が不良となるためである．気腹圧を 10mmHg にすると，$PaCO_2$ 10mmHg 程度上昇し，アシドーシスとなるので分時換気量を 20 〜 40％増加して対応する．

また，全身麻酔下に硬膜外麻酔が併用されることもある．

（5）腹腔鏡下結腸切除術の利点と欠点

A 腹腔鏡下結腸切除術の利点

腹腔鏡下結腸切除術では，開腹手術の創と比較して，明らかに手術創が小さい（図3-11）．このことは患者にとって，術後の創痛が少ないことや，術後創が目立たないという美容上の利点をもたらす．

また，創痛が少ないことから，運動の制限も軽減され，開腹手術の場合よりも早期離床が可能となる．

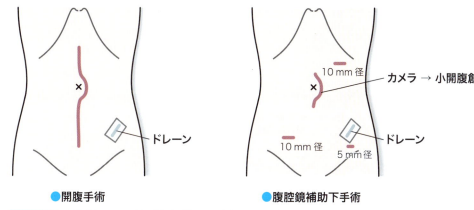

図 3-11 開腹創との比較(左側結腸切除術の場合)

腸管の癒着については，開腹手術と比較して明らかに腸閉塞の出現率が低いという報告はないが，開腹手術のように，小腸が外気にさらされたり，機械的に圧排されることがなく手術操作が行われるため，術後の腸蠕動の開始が早い．ゆえに経口摂取も開腹手術（通常術後3～6日目）に比べると，早期（通常術後1～2日目）に開始される．このため入院期間の短縮（通常術後8～10日間），および早期に社会復帰が可能となる．

B 腹腔鏡下結腸切除術の欠点

現時点では，開腹手術と比べて手術時間が長いことや組織の触診ができないこと，また，限られた視野での手術であるため小腸・尿管など他部位の臓器損傷の危険性が欠点としてあげられる．

しかし，今後の専用器具・器械類の開発および医師らの技術の習熟により，安全性の高い腹腔鏡下結腸切除術の発展が予測される．

C 腹腔鏡下結腸切除術の問題点

a. リンパ節郭清

大腸癌治療ガイドライン（2016年版）によると，結腸癌のD3郭清を伴う腹腔鏡下結腸切除術は難度が高く，個々の手術チームの習熟度を十分に考慮して適応を決定すべきであるとしている．予後については，結腸癌に対する腹腔鏡下手術と開腹手術との比較で検討され，短期成績の優越性，再発率や生存率の同等性が報告されている．しかし，癌の進行度によっては同一の見解が得られておらず，さらなる有効性と安全性の確認が必要とされている（図3-12）[2]．

b. port site recurrence（トロカール刺入部位の局所再発）の可能性

この再発の原因については諸説報告されてきたが，現在は，ガスの種類，局所組織損傷の程度，腫瘍組織の取り扱い方，腫瘍の生物学的特性，外科医の技術習熟度など，多数の因子が重なって発生するという考え方が主流となっている．今後，適応の拡大を目指すためには，トロカール刺入部位の再発予防が必要であり，熟練した技術が求められる．

結腸癌の手術
　癌から10cmほど離れた部位で腸管を切る．
　腸管を切除した後，腸管を吻合する．
　手術名には以下のようなものがある．
・回盲部切除，結腸右半切除術，横行結腸切除術，結腸左半切除術，S状結腸切除術

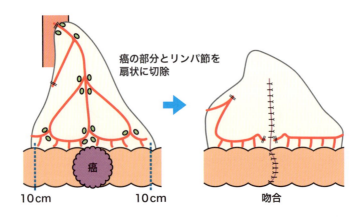

図3-12 結腸切除術（D3郭清）
（大腸癌研究会編：患者さんのための大腸癌治療ガイドライン2014年度版．p.23，2014．より）

c. 炭酸ガスの気腹による問題

　炭酸ガスの注入による気腹によって皮下から炭酸ガスが吸収され，高炭酸ガス血症を起こすことがある．また，気腹圧による下大静脈の圧迫によって下肢の静脈血栓症のリスクが高まる．さらに横隔膜への圧迫が加わり，心肺機能の障害が起こりやすいなどの問題がある．

2 術前の患者理解と看護

OBJECTIVES

1 腹腔鏡下手術を受ける患者の術前心理を理解する
2 術前の身体的・精神的看護を理解する

❶ 術前の患者心理と看護の留意点

手術を受ける患者は，外来で検査を行い，手術の適応が決定すると，手術に必要な一般検査（血液，心電図，呼吸機能，X線撮影など）を終了したうえで，外科病棟に入院となる．そのため，手術までの入院期間が1～2日しかなく，短期間で手術に向けての心身の準備を整えなければならない．

通常患者は，外来において，大腸癌あるいは大腸ポリープと告知される．そして大腸ファイバーなどによる内視鏡的切除が困難であったり，追加切除が必要であるという説明を受け，腹腔鏡下手術の適応であることを知らされて，入院を迎える．

患者の多くは，入院による環境の変化や外科病棟の雰囲気に緊張やとまどいを感じ，さまざまな不安や疑問を抱く（表3-1）．入院時は，生活上の問題，特に「食事」のことや「自分の睡眠状況」について，話すことが多い．手術が近づくにつれ，「麻酔から覚めずに死んでしまうのではないか」，「手術後の痛みはどのようなものなのか」など，手術という未知なるものに対する不安や疑問が表出される．その不安や恐怖は，疾患や手術の方法，年齢，性別，患者の社会的役割などによって異なるので，1人ひとりの個別性を重視したアセスメントが必要である．

腹腔鏡下手術は，低侵襲で回復も早く，早期に社会復帰できるという利点がある．患者は，従来の開腹手術よりも安楽で，入院期間も短くてすむというような漠然としたイメージをもって入院してくることが多い．また，術後の痛みが少ないことや創が小さいことなどの情報から，術後の自分自身のイメージを形成する．この患者自身がもつよいイメージが，術後の回復意欲を助けるものとなっている．

表3-1 術前患者の不安・恐怖

（1）病気（悪性疾患かもしれない）に対する不安・恐怖
（2）病気による死の不安
（3）全身麻酔による死の不安
（4）手術という未知なるものに対する不安・恐怖
（5）手術後の痛みや経過に対する不安・恐怖
（6）入院期間や社会復帰に対する不安
（7）経済的問題や家庭の問題についての不安

しかし実際には，合併症や術中に開腹手術に移行する場合もある．ゆえに術前に合併症や術式変更の可能性などについても十分な説明を行い，同意を得ておかなければならない．

◆ 医師が病棟で行うインフォームド・コンセント

- 疾患に対する外科的療法の必要性について
- 腹腔鏡下手術の利点について：手術侵襲が小さい，創痛が少ない，入院期間の短縮，早期社会復帰，手術創の小ささと美容的メリットなど
- 腹腔鏡下手術の具体的方法について：図や写真を用い，具体的なイメージがつきやすいように説明する．
- 開腹手術へ移行する可能性について：癒着の程度や出血量により，開腹手術に変更する可能性があることを説明する．
- 腹腔鏡下手術における術中・術後合併症について：術中および術後出血，縫合不全，心肺系への負担，無気肺，創感染，腸閉塞，深部静脈血栓症など
- 手術後の経過：従来は，排ガス，腸蠕動音を確認し，食事は，2～3日目ごろより開始していた．しかし，最近では排ガスや腸蠕動運動を起こすための刺激として，麻酔からしっかり覚醒したことを確認した時点から，飲水を開始するようになった．まず少量の水，お茶，氷などを含んで，むせることなく飲み込めるかどうかを確認してから，摂取量を増やしていく．このことによって，術後の点滴を早期に抜去することができ，ADLの拡大が可能となる．術後合併症がなければ，退院までは術後7～10日間が目安になることを説明する

◆ 看護の留意点

- 患者の抱いている不安・恐怖が表出できる雰囲気づくりや関係を築く．
- 不安や恐怖に対する患者自身の段階を知り，適切なアプローチを行う．
- 患者が要求しているだけの情報を提供し，患者自身が問題解決に向かえるようにする（情報を提供しすぎることにより，患者の不安・恐怖を増強させてしまうことがあることを考慮し，患者の理解力や状態に合わせていく必要がある）．
- 患者からの質問に対しては，手術にかかわるあらゆる医療スタッフ（外科医，麻酔科医，手術室看護師，ICU看護師，病棟看護師など）との共同で，解決できるようにし，確実に答えていく．
- 手術による身体的変化や，手術後の生活の変化について患者が受け入れられるように援助する．また，手術後の合併症を予防するためのトレーニングが積極的に行えるように援助する．

❷ 術前オリエンテーション

術前オリエンテーションは，患者の手術が決定し，患者自身が手術を受容した時点から行う．

手術までに行われる検査や診察，術前トレーニング（図3-13）（深呼吸法，痰の出し方，

> **手術を受けられる患者様へ〜手術の前に練習しましょう〜**
>
> ○深呼吸（腹式呼吸）
> 目的：体に酸素を取り込みます．傷の痛みを和らげます．
> ・仰向けに膝を立てて寝ます．手を胸とお腹に置きます．
> ・ゆっくり鼻から息を吸って，口をすぼめて，吸うときの2倍の時間をかけてゆっくり吐き出します．
> ・お腹に空気が入っているのを確認しながら深呼吸をしましょう．
>
> ○痰を出す
> 目的：痰を出して，肺をきれいな状態に保ちます．
> ・お腹に両手を当てて，のど元に痰がある感じをイメージします．
> ・数回「エヘン」「エヘン」と咳払いをした後，強い咳払いをします．
> ・枕を抱えて咳をすると，傷の痛みを和らげることができます．
> ・ベッドに寝た状態と，座った姿勢の両方でやってみましょう．
>
> ○うがい（寝た状態で）
> 目的：口の中をきれいにします．痰を出しやすくします．
> ・ストローを使って，口に水を含みます．
> ・ブクブクうがいをします．
> ・顔を横に向け，下側の口角から水が頬をつたって流れるように吐き出します．
>
> ○体の向きの変え方（寝がえり）
> 目的：背中や腰の痛みを和らげます．床ずれを予防します．
> ・向きたい方向と反対側の膝を立てます．
> ・お腹の傷の部分を守るように手を当てます．
> ・ベッド柵を利用して，横向きになります．
>
> ○ベッドからの起き上がり方
> 目的：ベッドから起き上がることで痰が出やすくなります．体に酸素を取り込みます．
> ・寝がえりの方法で横を向きます．
> ・お腹の傷口の部分に体の下になっているほうの手を当てます．
> ・体の上になっているほうの手でベッド柵につかまって体を起こします．
>
> ○足の運動
> 目的：足の血流をよくすることで，血管の中に血の塊ができることを予防します．
> ・足首を上下にゆっくり動かしましょう①．
> ・足の指でグーとパーを交互に作りましょう②．
> ・足首をゆっくり回しましょう．
> ・足を伸ばしたまま，片足ずつ膝の曲げ伸ばしをしましょう③．
> ・これらの運動を1セット5回ずつ，1日に2〜3回行いましょう．

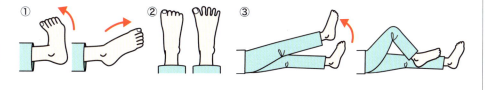

図 3-13 術前トレーニング用パンフレット

うがいの仕方，体位変換，足関節運動など），処置についてと，手術に必要な物品の説明，手術後の患者の状態や規制についての説明を行う．また，できるだけ家族が同席できるように配慮する．

◆目標

- 患者自身が手術までに行われる検査・診察・処置の必要性を理解できる．
- 必要性を理解したうえで，積極的な態度・行動がとれる．
- 手術という未知なるものに対するイメージがつき，不安・恐怖が軽減される．
- 合併症予防のために行われる処置や訓練に対して，術前・術後を通して，患者がみずから努力できる．
- 腹腔鏡下結腸切除術の利点だけでなく，術中に起こりうる合併症や開腹手術への変更がありうることを理解できる．

◆方法

　術前オリエンテーションは患者の個別性を重視し，個々の理解力やその時点の心理状態を理解して，行っていくことが大切である．患者の理解力や許容範囲を超える説明が，逆に不安や恐怖を増強させてしまうことを考慮する．術前トレーニング（深呼吸法，痰の出し方，うがい，体位変換，足関節運動など）がうまくできないと悲観的になり，不安が増強する患者もいるので，術後は，看護師が声をかけながら一緒に行うことを伝えて安心させる．

　また，パンフレット（図 3-14）を渡して，患者が内容をもう一度確認し，疑問や質問に答えていくことで，理解を深めていくことも必要である．

　手術室看護師や ICU 看護師の術前訪問や麻酔科医の術前診察も患者の不安や恐怖の軽減に有効である（図 3-15）．

手術を受けられる_____様へ

- 手術は，　　　月　　　日　　　曜日　　　時　　　分頃より予定されています
- 手術は　　　時間，麻酔は　全身・局所　麻酔で行われる予定です

手術前

1. 主治医から家族の方もご一緒に手術に関する説明があります．その後，「手術同意書」，「輸血同意書」，「特定生物由来製剤使用同意書」にサイン・捺印をして看護師まで提出してください．
2. 手術の 2 ～ 3 日前に麻酔科外来で診察を受けます．その後，「麻酔同意書」にサイン・捺印をして看護師まで提出してください．
3. 喫煙は，気管支を刺激して痰を出しにくくし，全身への酸素運搬を妨げます．また，術後は一層痰が多くなるため，回復の妨げになります．手術前から禁煙をしましょう．
4. 深呼吸，痰を出す，うがいをする，身体を動かすことなどは，手術後の回復に役立ちます．手術前から練習して，手術に備えましょう（別紙を参照してください）．
5. 手術に必要な物品を，手術前日までにそろえておいてください．

> □オムツ（テープ式）3 枚　□腹帯 3 枚
> □ティッシュペーパー　□ストロー付きコップ

手術前日

1. 手術する部位の除毛を行います（看護師が行います）．
2. おへその汚れをとります（看護師が行います）．
3. シャワーまたは入浴をし，身体を清潔にしておきましょう．髪には整髪料をつけないでください．
4. 手足の爪切りをして，マニキュアは除去してください．
5. 荷物は片付けておいてください．貴重品はご家族の方へお預けください．
6. 下剤を飲んでいただきます．
7. 手術前日朝から何も食べないでください．水分（乳製品を除く）は 24 時まで飲むことができます．
8. 点滴をします．
9. 眠れない方は眠剤を飲んで休むこともできます．眠れない時は看護師に申し出てください．
10. 麻酔科医師，手術室看護師，ICU 看護師がお部屋を訪問し，麻酔や手術に関する説明をします．

手術当日

1. 朝から何も食べたり飲んだりできません．歯磨き・洗面はいつも通り行ってください．
2. 　　　日（　　）　　　時　　　分ごろより浣腸します．
3. 時計・指輪・コンタクトレンズ・入れ歯・ヘアピンなどは外し，長い髪の方は軽く結んでおいてください．化粧・マニキュアはしないでください．希望で眼鏡・補聴器は手術室で外すことができます．
4. 弾性ストッキング（血液の流れを良くするための靴下）を履きます．
5. 　　　日（　　）　　　時　　　分ごろ手術室に入ります．
6. 手術中，ご家族の方はデイルームか病室でお待ちください．手術後，主治医より説明があります．
7. 付き添いは原則として不要ですが，希望があればお知らせください．
8. 手術後 2〜3 日は，ご家族の方以外の面会はご遠慮お願いします．

手術直後

1. 手術後は酸素吸入をします．手術直後からできるだけ深呼吸を行い，痰を出すようにしてください．
2. 医師の許可があるまで，起き上がったり，水分や食事を摂らないでください．
3. 傷の痛みには，状態に応じて痛み止めを使いますので，遠慮せずおっしゃってください．
4. 看護師が頻回にベッドサイドをたずねますので，ご心配なこと，都合の悪いことがあれば，いつでもおっしゃってください．

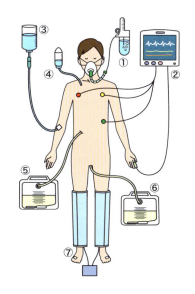

①酸素マスク：体に十分な酸素を送ります
②心電図モニター：心肺機能をチェックします
③点滴：絶飲食状態なので，点滴で体内の電解質バランスなどを管理します
④硬膜外カテーテル：背中に入っている管から持続的に痛み止めの薬を注入します
⑤ドレーンバッグ：傷口の下に溜まった血液などを排出します
⑥膀胱留置カテーテル：尿を排泄するための管です
⑦フットポンプ：足の血管に血液の塊ができるのを予防します

図 3-14 術前オリエンテーション用パンフレット

手術を受けられる患者様へ

病棟
- 手術前の処置をします．
- 指輪・ピアス・時計，ヘアピンなど装飾品は外してください．
  （通電によるやけど防止のため）
- コンタクトレンズ，入れ歯，眼鏡などは外してください．
- 病棟で点滴や筋肉注射をする場合があります．
- 病棟で手術用の衣服に着替えることがあります．

手術室入室
- 病棟で注射をした場合，薬の影響で眠くなったり，口が渇くことがあります．
- 歩行，車椅子，ストレッチャーのいずれかで入室します．
- 入室方法は手術前日までに決定し，病棟看護師よりお知らせします．

歩行・車椅子の場合
- 病棟看護師と一緒に歩行，車椅子で入室します．
- 履物を交換します．
- 帽子を被ります．
- 車椅子の場合は，手術室用の車椅子に乗換を行います．
- 歩行・車椅子で，麻酔科医・主治医・看護師と一緒に部屋へ移動します．
- ご自分で手術ベッドへ移動して頂きます．
- 病衣，下着を脱いで頂きます．
- ベッドの幅が病棟のものより狭くなっています．看護師が声かけしますので，踏み台を利用し，ベッドに腰掛けてから横になってください．

ストレッチャーの場合
- 病棟看護師と一緒に，ストレッチャーで入室します．
- 帽子を被ります．
- 手術室のベッドに乗り換えます．
- ベッドに乗り換え後，麻酔科医・主治医・看護師と一緒に部屋へ移動します．

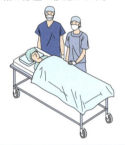

★確認のため，お名前を聞かせてもらい，ネームバンドの確認を行います．

麻酔がかかるまで
〈手術室に入ってからここまでの間 15～30 分要します〉
★再度，お名前を確認します．
- 心電図のシールを貼ります．
- 血圧計を巻きます．
- 指にクリップを付けます（血液中の酸素濃度を測るもの）．
- 点滴をします（病棟で行う場合もあります）．
- 背中から麻酔（痛み止め）の管を入れます．
- 酸素マスクをします．
- 点滴から麻酔の薬を入れます（徐々に眠くなります）．

麻酔がかかってから
- 手術中の呼吸を助けるためのチューブを口に入れます．
- 排尿のための管を入れます．

手術中	・麻酔科医は，全身状態を管理し，手術中に起こりうるさまざまな出来事から，患者さんの命を守っています． ・看護師は，患者さんに苦痛や異常がないかを観察・判断し，看護を行っています．

手術終了 〜 退室まで	〈手術終了〜退室まで，30〜60分要します〉 ・徐々に目が覚めます． ・麻酔の覚め具合を確認します（名前を呼ぶ，手を握ってもらうなど）． ・口から入っているチューブを抜きます． 　（チューブの影響で，のどの違和感や声がかすれることがありますが，少しずつ改善します） ・酸素マスクをします． ・モニター類を外し，移動します． ・病棟看護師（ICU看護師）に引き継ぎをします．

図 3-15 術前訪問用パンフレット

❸ 術前の身体的準備

（1）外来で実施された検査データ項目と看護への活用

A 血液一般検査，血液凝固検査，血液生化学検査

　貧血の有無や栄養状態の把握，電解質バランス，肝機能，腎機能の評価を行う．入院後は，排便障害の有無，下血の有無や食事の摂取状況を観察し，看護上の課題を発見し，患者とともに解決するよう看護を展開する．

B 血液型，感染症（B型・C型肝炎，梅毒，HIV）

　入院時に血液型バンドを準備し，手術室に向かう際に患者に装着できるようにする．
　感染症の有無は，院内感染予防，医療従事者の事故防止の点からも非常に重要である．

C 胸部X線，呼吸機能，心電図

　腹腔鏡下で行う手術では，全身麻酔によるものだけでなく，気腹操作によっても，呼吸・循環機能の抑制が起こる．呼吸機能に関する検査データ，呼吸器疾患の有無，年齢や喫煙歴の有無を把握し，禁煙指導と呼吸機能トレーニング〔トライボール®（吸気筋強化），スーフル®（呼気筋強化）など〕を入院時より開始する．また，心・血管系の疾患，高血圧などがあるときは，循環器内科医および麻酔科医に，早期に相談し，手術の危険性をできるだけ少なくしておく必要がある．

（2）手術に向けての準備

Ⓐ 輸液・輸血の準備

　通過障害の程度にもよるが，術前にみられる低タンパク血症や貧血症状の改善（TP 6.0g/dL 以上，Hb 10.0g/dL 以上，Ht 30％以上，Alb 3.0g/dL 以上を目指す）のために行う．特に，高齢で低栄養状態の場合には，改善するまでに日数を要するので，改善を見込んだ手術日の検討が必要である．これらの検査の基準値については，高齢者と成人は同じである．

　術前まで経口摂取可能な場合は，手術当日朝より絶食とし，末梢点滴による輸液管理を行う．

Ⓑ 呼吸トレーニング

　気腹操作により横隔膜の挙上が起こるため，合併症として無気肺の危険性が考えられる．この予防のため，術前に呼吸トレーニングを十分に行う．

　呼吸機能に関する検査データ，呼吸器疾患の有無，年齢や喫煙歴の有無により，医師の指示や看護師の判断でトライボール®やスーフル®を使用した呼吸トレーニングを開始する（第1巻第3章2❺（2）「器具の種類と特徴」参照）．

（3）手術前日の準備

Ⓐ コロンクリーニング（腸管内洗浄）

　第1巻第3章1❸（7）「術前処置の理解」でも述べたように，「手術患者の回復力強化（Enhanced Recovery After Surgery：ERAS（イーラス）プロトコル」によると，結腸切除術患者の経口腸管前処置は，脱水および電解質異常をもたらす可能性があるので行わない（GradeA）となっている [3, 4]．このERASは，消化器術後の早期回復を目指したものである．したがって，術式についても，開腹手術よりも早期回復の可能性が高い腹腔鏡補助下手術を推奨している．

　しかし，術前に腸管内洗浄を行わないで，当日の浣腸のみの前処置で手術を行うと，術後の縫合不全が増加傾向を示したという報告もあり [5]，わが国においては，右側結腸（上行結腸から横行結腸右側）の病変では，術前コロンクリーニングを実施しないが，左半結腸手術と直腸手術では，術前コロンクリーニングを実施する病院が多い．

◆目的

　腸内容物の残留は，術野の汚染や術後の創感染，腸管麻痺，縫合不全の原因となるため，術前には十分な腸内容物の除去を行う必要がある．

　しかし，①便の液状化によって逆に術中の便汚染が起こる，②過度の腸管前処置による消化管粘膜や細菌叢への悪影響，③腸管前処置による脱水，などのリスクがあり，従来のコロンクリーニング法の見直しがされてきている．

◆方法

　わが国では，手術前日から絶食とし，朝に経口腸管洗浄剤（ニフレック®）を投与する．

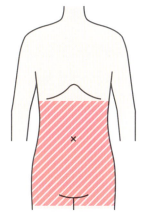

図 3-16 除毛範囲（腹腔鏡下結腸切除術）：必要時に行う

　また，手術前日の就寝前にピコスルファートナトリウム（ラキソベロン®10mL）を投与する．さらに手術当日の朝，グリセリン浣腸 120mL を施行し，十分な排泄を促して，排泄液がほぼ透明になったことを確認する．また，特に高齢者が度々トイレに通うことによる，ふらつき，血圧変動などに十分注意する必要がある．看護師は必要時，患者の様子を医師に報告し，その患者に適した前処置の方法について，ともに検討することが求められる．

B 除毛（図 3-16）

◆目 的
　皮膚切開時や縫合時の操作を容易にする．

◆方 法
　腹腔鏡下手術は，手術中に開腹手術に変更する場合もありうるため，従来から開腹による結腸切除術と同様に，腹部と陰部を広範囲に剃毛することが行われてきた．
　しかし，最近は逆に，剃毛による手術部位感染の危険が明らかになり，カミソリによる剃毛は行ってはいけない処置となっている．
　このように，剃毛時に皮膚を傷つけることによる創感染の理由から，手術直前に手術のじゃまになる剛毛に関してのみ電気バリカン（クリッパー）を用いて除毛する方法が用いられる．

C 臍処置

◆目 的
　臍は陥没しており，清潔が保てていない場合が多い．腹腔鏡下手術ではトロカール挿入部位が臍部と隣接しており，術後，臍部の創感染の可能性が高い．そのため術前の臍部の清拭は念入りに行う必要がある．

◆方 法
　臍部にオリーブオイルをたらし，5 分ほどおいて臍部の垢を軟化してから綿棒や綿球などで除去する．

🇩 睡眠剤の投与

◆目 的

手術前の心身の休養と安静のため，希望者に対して行う．

(4) 手術当日の準備

🇦 前投薬（premedication）

◆目 的

前投薬は，①不安の軽減，②口腔気道内分泌物の抑制，③麻酔導入時の痛み緩和，④迷走神経反射（徐脈・上室性不整脈）の抑制などの目的で実施されてきた．しかし，麻酔薬の改良によって，従来のように麻酔導入期が長く，興奮期を誘発するような麻酔薬は使われていない．現在は刺激性が少なく調節性のよい麻酔薬が用いられており，前投薬の必要性が少なくなったこと，また患者の不安は，主治医・麻酔科医・看護師らの十分な説明によって緩和することも明らかとなり，前投薬を廃止している病院が多い．

前投薬の廃止によって，ストレッチャーからの転倒・転落のリスク軽減，呼名による患者確認が容易に行えること，手術室入室まで家族との会話ができることなどの利点があり，患者満足度の増加にもつながっている（第1巻第5章1❸「身体的準備に関する援助」参照）．

◆方 法

経口薬の指示があったときには，（例：ブスコパン® 20mg，アレジオン® 20mg，レンドルミン® 0.5mg，ガスター® 20mg など）を出棟1時間前に30 〜 50mL 程度の水で服用してもらう．それぞれの薬剤の投与量は，年齢や体重，既往歴などから判断され，麻酔科医により指示される．薬剤の投与は，必ずストレッチャーに移乗した状態で行い，転落に注意する．

3 術後の患者理解と看護

OBJECTIVES

1 術後患者の身体的・精神的苦痛を理解する
2 術後の回復過程における援助および合併症の予防を理解する
3 排便コントロールのための看護を理解する
4 退院に向けての看護を理解する

❶ 術後合併症および患者の苦痛の理解と看護

　腹腔鏡下手術は，①術後の創痛が少ない，②創が小さく，美容上よい，③術後の腸蠕動の回復が早い，④入院期間が短い，⑤早く社会復帰ができる，などの利点がある．そのため，従来どおりの細やかな観察や援助は必要ないと思われる向きもある．しかし，患者にとっては，全身麻酔下で手術を受けることに何ら変わりはない．

　術後，患者は，開腹手術を受けた患者と同様に，創痛を訴え，胃チューブ挿入による苦痛を訴える．また排ガス・排便は，普通，何日目くらいにあるのか，食事はいつからとれるのかなど術後の経過について疑問や不安を抱えている．また患者の多くは，術直後，腹腔鏡下で手術ができたのかどうかを，医師や看護師，家族に尋ねてくる．そして，予定どおりの手術が行われたことを知ることにより，安心感を得る．しかし，術中の所見や偶発症により，開腹手術に変更になることもあるため，看護師は言動に細心の注意を払わなければならない．

　患者は術式にかかわらず，手術という出来事に直面し，心身ともに苦痛のある状況にあり，少なからず誰かに援助を求めている．ゆえに看護師は，腹腔鏡下手術の利点と欠点を理解したうえで患者に対し十分な観察と援助を行うべきである．

（1）術後合併症

A 無気肺・肺炎（図 3-17）

➡原 因

　腹腔鏡下手術では，麻酔薬による呼吸筋活動抑制および呼吸中枢の抑制，創痛による呼吸抑制，気道内分泌物などによる気道閉塞などのほかに，気腹に伴う無気肺のリスクが存在する．腹腔内に炭酸ガスを注入し，手術を行うための視野を確保するが，この操作のために横隔膜が挙上され，術後無気肺・肺炎を起こすことがある．

➡症状と予防・治療

　呼吸数や脈拍数の増加，チアノーゼ，呼吸音の低下，痰の貯留，胸部 X 線像の肺炎様陰影の出現などがある．

　予防・治療としては，全身麻酔時の十分な気道内加圧と肺の膨張化，咳嗽，深呼吸，体位変換，ネブライザー，呼吸理学療法〔バイブレーション（vibration；振動法），クラッピン

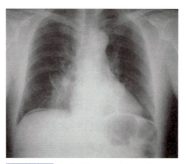

図 3-17 無気肺の X 線写真

グ（clapping；軽打法）など〕，吸引などがある．特に，術前から深呼吸や咳嗽法の練習を行うことが重要となる．また，抗菌薬の投与も必要である（表 3-2）．

PLUS ONE

呼吸理学療法とは？

呼吸理学療法は，肺という部分臓器だけでなく，呼吸に関する機能に働きかけ，呼吸器合併症を防ぎ，呼吸機能を改善する目的で行われます．
適応：痰の貯留，無気肺，呼吸音が低下した部位，浅い呼吸
方法：胸部 X 線写真や呼吸音の聴取により部位を特定し，手を当て，吸気は妨げないように，呼気の間に気管支分岐部へ向かって圧迫します．
効果：痰の移動・深い呼吸の促進

表 3-2 術後指示の例

1. 酸素 5L/min　40%　マスク投与
2. 発熱時　38.5℃以上　①メチロン®1/2A 筋注　② Dr.call
3. 疼痛時
   ①ペンタジン® 15mg ＋アタラックス P® 25mg ＋生食 100mL 点滴
   ②ロピオン®1A ＋生食 100mL 点滴
   ③ Dr.call
4. 嘔気・嘔吐時　①プリンペラン®1A 静注　② Dr.call
5. 尿量　100mL/4h 以下のとき
   ①ソルアセト®F 500mL 側管から 5h で負荷　② Dr.call

術後点滴（当日）
1. ソルデム®3A 500mL/6h
2. ソルデム®3A 500mL/6h
   ネオラミン・スリービー® 10mL
3. ソルデム®3A 500mL/6h
   抗菌薬（当日〜2 日目まで）
   フルマリン®注 1g ＋生食 100mL×2（朝，夕）

◆看護の留意点

　常に患者の呼吸状態の観察，呼吸音の聴取を行う（p.42 〜 45 参照）．手術後は，麻酔の影響や創痛により呼吸が抑制されている状態にある．患者は，術前のトレーニング時のように効果的に深呼吸や含嗽・体位変換を行うことができないので，看護師は，患者の深呼吸を阻害している因子を除去できるように援助しなければならない．例えば，創痛に対しては積極的に鎮痛薬を投与し，疼痛を除去してから，含嗽や体位変換を声かけをしながら介助していく必要がある．

　また術後は，口腔内や気道の乾燥によっても痰の自己喀出を困難にさせるため，頻回に超音波ネブライザーを施行し，痰の喀出を促していく必要がある．術前に十分なトレーニングとオリエンテーションを行っていても，術後は，常に声かけをし，患者を励ましながら援助していく必要がある．

Ｂ 不整脈

◆原 因

　気腹操作の影響により（交感神経興奮，迷走神経反射，高炭酸ガス血症），術後まれに不整脈が出現することがある．

◆治 療

　抗不整脈薬の投与を行う．

◆看護の留意点

　徐脈性の不整脈や頻脈性の不整脈に注意し，観察する．不整脈出現時には，医師に報告する．通常は，1 〜 2 個 / 分の単発不整脈で放置していても生命の危険が少ないものが多いが，心臓のポンプ機能の低下による徐脈性あるいは頻脈性の不整脈は循環動態に影響を与える可能性がある．

Ｃ 創感染

◆原 因

　腹腔鏡下手術では，トロカールの挿入部や小切開創が臍部と近接しているため（図3-18），術後創感染を起こすことがある．

◆症状と治療

　創部の発赤・腫脹・発熱・疼痛が出現する．
　予防としては，包帯交換時の清潔操作の徹底を行う．
　治療として，創を切開・排膿し，有効なドレナージを行う．抗菌薬の投与も必要である．

◆看護の留意点

　創部の観察を行い，感染徴候を見逃さない．異常がある場合には，速やかに医師に報告する．感染を起こした場合，切開・排膿・ドレナージの処置は，疼痛を伴うものであることを

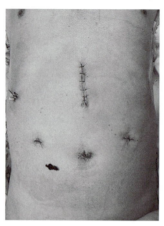

図3-18 術後の創（腹腔鏡補助下，横行結腸切除手術の場合）

理解する．処置が速やかに行えるように物品の準備を行い，疼痛が激しい場合は処置前に鎮痛薬の投与を行う．

創感染を起こした患者は，手術が失敗だったのではないか，食事がとれないのではないか，退院が遅れてしまうのではないかなどとさまざまな不安をもつ．処置中や処置後は，患者に声かけをし，不安を増強させないようにする．また，医師より現状を説明してもらい，理解を得る必要がある．

D 術後出血

➡原 因
腹腔鏡下手術では，止血と切断を機器で行っており，非常にまれだが，術後に再出血を起こすことがある．

➡治 療
止血薬を投与する．出血が大量であったり，止血薬を投与しても効果がみられないときは，輸血の実施や緊急の開腹手術を行う場合がある．

➡看護の留意点
帰室直後から，創部やドレーンからの排液（量・色・性状）の観察を定期的に行う．腹腔ドレーンが留置されない場合，腹腔内の出血はわかりづらいため，腹痛や腹部膨満感など患者の訴える腹部症状を見逃さない．また，バイタルサインの変化（血圧の低下，頻脈，徐脈，意識レベルの低下など）や冷汗などをチェックする．臓器損傷による腹腔内出血の場合，数日後経過してから症状が出現することもあるので，細心の注意を払って観察する．

緊急手術を行う場合は，患者は動揺し不安が増強するため，声かけや頻回な訪室など，患者の精神面への配慮を行う．また，家族へも同様に配慮する．

E 縫合不全

縫合部の創傷治癒が不十分で生理的癒合に至らないときに，縫合部の一部あるいは全部が離解することを縫合不全という．その早期発見のために，従来は腹腔内にドレーンが留置され，滲出液の性状や量を観察してきた．

しかし，「手術患者の回復力強化プロトコル」によると，ドレーンを留置しないことが推奨されており，特に結腸癌の術後においては後出血や縫合不全が少ないことから，ドレーン留置をしない病院が増えてきている．ドレーン留置がないことによって，ADLが拡大し，早期回復につながっている．

ただし，直腸癌の術後は，他の部位よりも縫合不全の発生率が高く，腹腔内ドレーン留置が必要である．また，左側結腸（左側横行結腸〜直腸S状部）切除術において肛門から挿入した自動縫合器と合体して吻合を行った場合にも，腹腔内ドレーンが留置されるので，術中操作を把握しておく必要がある．

F イレウス，腸閉塞

従来は，イレウスや腸閉塞の予防として胃チューブが留置されていたが，近年の研究結果から，胃チューブの有無による差はないことが明らかになった．ゆえに，現在は麻酔導入時に胃内に入ったガスを脱気するために，手術中は胃チューブを挿入するが，手術終了時に手術室で胃チューブは抜去される．

イレウスや腸閉塞の発症は，術後数日経過してからであり，腹部の触診や嘔気の訴えなどによって，早期に発見することが必要である．それらが疑われたときには，腹部レントゲンを撮り，必要時，イレウス・チューブあるいは胃チューブが挿入される．

看護として大切なことは，早期離床と離床の拡大，早期の経口摂取，疼痛緩和などによって，腸の蠕動運動を促進することである．例えば，万歩計を利用して離床のレベルを評価し，患者の歩く意欲の向上にもなったという報告[6]がある．

G 肩痛，皮下気腫

◆原 因

腹腔内に炭酸ガスを注入することにより，横隔膜神経を刺激し，術後肩痛が発生することがある．また，気腹下による長時間の手術のため，皮下気腫が発生することがある．

◆症状と治療

術後の肩痛は，術後2〜3日が強く，自然に消失する．皮下気腫は，そのほとんどが数日内に消失するため，特別な処置は必要としない．

◆看護の留意点

気腹操作によるものであることを患者に説明し，徐々に緩和し，消失することを説明する．肩痛に対しては湿布や温罨法により緩和を図る．

H 腕神経叢麻痺

腹腔鏡下手術は開腹手術よりも長時間になること，術中の体位変換（左右に傾く，頭低位）が必要なことから，腕神経叢の圧迫に注意する必要がある（第2巻第2章3❷（3）「側臥位」参照）．術後のしびれの有無を観察する．

❷ 排便コントロールのための看護

開腹手術後には，生理的腸管麻痺と呼ばれる，一時的に腸管の運動が停止する時期がある．これは，①開腹という外部からの腹膜刺激により，交感神経を興奮させること，②長時間の腸管の露出や手術操作などによる生理的彎曲障害，③麻酔薬・筋弛緩薬の影響，④術後の疼痛やドレーン類の挿入による体動抑制などによって起こるといわれている．また，腸管の運動に関与している腸管壁内のアウエルバッハ神系叢の麻痺が，腸管の運動を抑制しているとも考えられている．

腹腔鏡下手術後は，開腹手術後に比べて腸蠕動の回復が早いという利点がある．しかし，長時間腸管が露出することはなくても，現在の腹腔鏡下結腸切除術は，腹腔内ですべての操作を行うのではなく，腹腔鏡補助下結腸切除術が主であり，腹部に小切開をするので，これも交感神経を刺激し，腸管の運動を抑制している．

生理的腸管麻痺は，術後48〜72時間で回復するといわれている．しかし，排ガス，腸蠕動運動の回復が遅れた場合は，重篤なイレウスに移行する可能性もあり，異常徴候のサインを見逃さない注意深い観察と，速やかな対応が必要となってくる．

A 腸蠕動音の聴取
➡目 的

手術後，腸蠕動の回復を知る．腸管の運動に由来する異常音を聴き，狭窄の有無を知る．

➡異常音

腸閉塞では蠕動音が亢進し，特徴的な金属音が聴取される．腸管麻痺（イレウス）では蠕動音が消失する．

B 温罨法
➡目 的

(1) 腹部に温熱刺激を加えることにより，血液循環をよくし，腸管を刺激し，腸蠕動を促進する．下痢のときは，逆に腸蠕動を鎮静させる効果もある．

(2) 身体的，精神的安楽をもたらす．

➡方法
a. 腰背部温罨法
①湿布用のタオルを70℃以上の湯につけ，よく絞る．
②湿布用タオルをビニール袋で包み，乾いたタオルで包む．

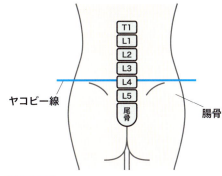

図 3-19 腰背部温罨法　貼用部

③前腕内側で温度を確認する．
④ヤコビー線を中心にして，腰背部に当てる（図 3-19）．患者にも温度を確認する．

b. 腹部温罨法
①湿布用タオルを 70℃以上の湯につけ，よく絞る．
②湿布用タオルをビニール袋で包み，乾いたタオルで包む．
③前腕内側で温度を確認し，腹部に貼用する．患者にも温度を確認する．

◆留意点
①タオルをよく絞る（水分が多いと温度も下がりやすい）．
②貼用時間は 10 分間とする．
③貼用部位の皮膚を観察し，特に知覚鈍麻や麻痺のある場合は熱傷に注意する．
④消化管穿孔，急性炎症，出血傾向のあるとき，また血圧の変動が激しい場合は禁忌である．

C 排泄習慣の指導
◆目的
退院に向けて，排便の自己コントロールができる．

◆内容
・便意を感じたら，それを抑制しないで排便する．
・起床時にコップ 1 杯の水または牛乳などを飲む．
・朝食をとる．
・便意の有無にかかわらず，毎日決まった時間にトイレへ行く（朝食後は，胃・結腸反射が最も高まる時間）．
・ゆっくりと落ち着いて，便座に座って排便を試みる．
・便座は温め，冷えないようにする（温水洗浄便座で肛門部に放水で刺激を与えるのも効果的）．

D 運動と休息

◆目 的

腸蠕動や消化吸収が促進され，生理的腸管麻痺の回復を助ける.

◆方 法

①手術直後より体位変換を励行する.
②1病日目は医師の指示を確認し，離床を開始する.
③腹式呼吸を行う（呼吸筋，横隔膜を刺激し，腹圧を亢進する）.
④骨盤高位を10分間する（肛門の緊張がとれ，排ガスを促す）.

◆留意点

・年齢，疾病を考慮し無理のない運動をする.
・長時間ではなく，短時間で毎日続ける（目標を決め，運動量を増やすと励みになる）.
・運動後は休息をとる.
・疼痛のある場合は鎮痛薬を使用するなどして，苦痛を取り除いてから行う.

E 食事療法

◆目 的

規則正しい食生活を身につけ，腸蠕動を正常に保つ.

◆内 容

・3食，なるべく決まった時間に食事をする.
・食物繊維の摂取を勧める.
・肉類は控えめにする.
・水分を十分に摂取する.

◆留意点

特に制限をする食品はない．食べるとよいといわれる食品をとりすぎたり，控えたほうがよいといわれる食品が不足しすぎることのないようにする.

F 薬物療法

上記の方法を用いても正常な排泄が得られない場合には，下剤の内服，座薬，浣腸を行う.

◆留意点

・医師の指示に従い，処方される用量・用法を守る.
・服用後の排便状態を必ず観察する.
・座薬・浣腸を使用する際，直腸，S状結腸の術後では，吻合部に近いため医師の指示に従う.

排便は年齢や性別，食事内容，水分摂取量，運動，薬物の使用，環境の変化など，さまざ

まな因子の影響を受けており，健常人であっても時に便秘や下痢を起こすことがある．

　大腸切除術を受けた患者は，排便をとりまく因子に「大腸を切除した」という新しい因子が加わることになる．そのため，退院後の生活状況を整えていくために，排便のコントロールを中心とした指導は重要なポイントであるといえる．看護師は現在の便通異常にのみ目を向けるのではなく，患者自ら排便の自己管理ができるよう指導していくべきである．

PLUS ONE

便秘のために指圧を行っていますか？

　指圧は，自律神経のはたらきを調和するなどの役割をもつ，東洋医学的思想を基にした治療法です．腸管の動きは自律神経により調整されています．ですから便秘のために指圧をするというのは，指圧で自律神経のはたらきを調整し，ひいては腸管の動きを助けることになるのですね．

　術後，排便のコントロールがつかず，便秘などで困っている患者さんに指圧を行ってみてはいかがでしょうか？

　指圧の原則：

（1）ツボに向かってまっすぐ押さえる

（2）大人には3～5kgの圧力で3～5秒間持続して指圧する

（3）指圧をするときは，心を込めて患者と相互の気合いを一致させる

　便秘に効くツボはイラストにあります（図3-20）．3原則を心がけて試してみませんか？ただし，腹部のツボを指圧するときは，創傷の治癒状況や腹部の症状に配慮して行うようにしましょう．

3 術後の患者理解と看護

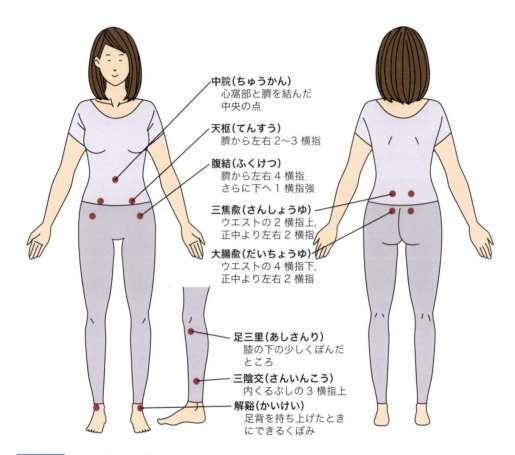

図 3-20 便秘に効くツボ

❸ 退院に向けての看護

　腹腔鏡下で手術を受けた患者は，開腹手術を受けた患者に比べ，術後早期に退院が可能になる．しかし，腸を切除した部位やその範囲によって便秘や下痢という排便のトラブルが発生することがある．入院中は，医師や看護師とともに排便のコントロールを行っているが，退院後は自分自身で調整をしていかなければならない．そのためには，規則正しい食生活，適度な運動を心がけるよう説明する．また，自分の排便状況に合わせて，処方された内服薬の調整ができるように指導し，定期的な受診の必要性を説明する（表3-3）．

　退院後は，術前と同様の生活を送ることが可能であり，特に制限することはない．むしろ，家族や周囲の過度な気遣いが患者の身体的・精神的回復を妨げることもある．したがって，患者が入院前に家族や社会のなかでとっていた役割を把握し，今後どのように生活していくのかを，患者・家族とともに検討していくことが大切である．

　患者やその家族は，再発に対する不安や今後の生活に対する種々な疑問を抱えながら，退院を迎えることになる．看護師は，患者・家族が抱いている不安や疑問に対して，個別性を重視し，適切な情報の提供や教育・指導を行い，患者が自信をもって退院の日を迎えられるようにかかわっていくことが大切である．

（1）退院に向けて患者・家族が抱える不安・疑問と一般的な指導内容（表 3-4）

Ⓐ 再発に対する不安

　退院後必ず定期的な受診をすること，異常症状がある場合は受診することを説明する．特に，便に血液が混じっていた場合は，すぐに受診してもらう．また不安が強く，不眠などの症状があるときも，医療相談や看護相談の窓口があることを説明しておく．

Ⓑ 退院後の食生活

　バランスのとれた食事，便通のよい食事を心がける．便秘，下痢などの便通異常がある場合は，便秘しにくい食品・下痢しにくい食品の摂取を心がけるように説明する．退院前に看

表 3-3 退院指導

便秘時の指導内容

1. 毎日，決まった時間に排便を試みる習慣をつける
2. 腹部マッサージを行う
3. 適度な運動を心がける
4. 処方された下剤・緩下剤を排便状況に合わせて内服する
5. 腹痛・嘔気・嘔吐などの症状がある場合は，医師の診察を受ける

下痢時の指導内容

1. 繊維に富む食品は避け，消化のよい食事をする
2. 刺激物は控える
3. 食事の回数を何回かに分け，よく咀嚼して食べるように指導する
4. 下痢が続く場合，止痢剤は安易に使用せず，医師の診察を受ける

護師による食事指導を実施する．また，患者より希望がある場合は，栄養士による栄養指導を実施する．

C 喫煙可能な時期，アルコール摂取の可能時期

医師の許可があるまでは，控えるように説明する．

D 創部の消毒や保護の仕方

基本的には，消毒や保護の必要がないことを説明する．退院後，創部から滲出液や膿の排出があれば，ガーゼおよび絆創膏で保護し，受診するように説明する．

E 入浴開始時期

ドレーンが抜去された翌日よりシャワー浴の許可が出る．最近は，埋没法を使用する場合もあり，その際抜糸は不要となる．退院日まで，入浴許可が出なかった患者に対しては，必ず医師に確認し，患者に伝える．

F 性生活の開始時期

補助治療として抗癌剤の内服を継続している場合，避妊の必要がある．

G 市販薬の内服

継続して内服している薬を薬剤師に明示し，購入すること，あるいは担当医に確認することを説明する．

H 社会復帰の時期

できれば第1回の受診までは，適度な運動と安静を心がける．日常生活の拡大を段階的に行い，疲労感を覚えれば休息する程度とする．退院後，すぐに仕事に復帰しなければならない場合も，決して無理はせず，きちんと休息がとれるようにする．

表3-4 退院に向けて患者・家族が抱える不安・疑問の内容

1. 再発に対する不安
2. 退院後の食生活
3. 喫煙の可能な時期・アルコールの摂取時期
4. 創部の消毒や保護のしかた
5. 入浴開始時期
6. 性生活の開始時期
7. 市販薬の内服
8. 社会復帰の時期
9. 旅行やスポーツの開始可能な時期
10. 受診が必要な異常症状

I 旅行やスポーツの開始可能な時期

旅行，スポーツともにスケジュールを考え，自分の体力の回復に伴って進めていく（社会復帰の時期と同様）．

J 受診が必要な異常症状

便秘に伴って，強い腹痛・嘔気・嘔吐があったり，下痢が続いたりする場合は，安易に浣腸や止痢薬の内服をせず，受診することを説明する．また，便に血液が混じっていたり，いつもと違う色であったりした場合は，受診してもらうように説明する．

引用文献

1) 大腸癌研究会編：大腸癌治療ガイドライン医師用2019年版．p.57, 金原出版，2019．
2) 大腸癌研究会編：患者さんのための大腸癌治療ガイドライン2014年版．p.23, 金原出版，2014．
3) 太田博文・他：大腸癌手術症例に対する術後回復強化（Enhanced Recovery After Surgery：ERAS）プロトコールの安全性と有効性の検討．日本大腸肛門病会誌，64：214-223, 2011．
4) 岩坂日出男：術後の回復力強化プロトコル（ERAS），Anesthesia 21 Century，12（2-37）：2333-2338, 2010．
5) 清水香里・太田博文：術前腸管前処置は行わない．エキスパートナース，28（2）：29, 2012．
6) 宮前貴文：早期離床を積極的に進める．エキスパートナース，28（2）：50-51, 2012．

第4章

人工肛門造設術を受ける患者の看護

1 基礎知識

OBJECTIVES

1 直腸の解剖・機能について理解する
2 大腸癌の臨床症状・診断・術式について理解する
3 人工肛門造設術について理解する

❶ 直腸の解剖・機能の理解

　本章の内容は，腹腔鏡下結腸切除術を受ける患者の看護の基礎知識と一部重複するが，特に人工肛門造設術を理解するために重要だと思える直腸部分に焦点化してまとめた．
　前章も参照しながら学習を進めていただきたい．

（1）大腸の定義
　大腸とは，盲腸・結腸・直腸をいう．

（2）大腸の区分と直腸の区分
　大腸は以下の6つの領域に分けられる．
・盲腸（C）cecum
・上行結腸（A）ascending colon
・横行結腸（T）transverse colon
・下行結腸（D）descending colon
・S状結腸（S）sigmoid colon
・直腸（R）rectum

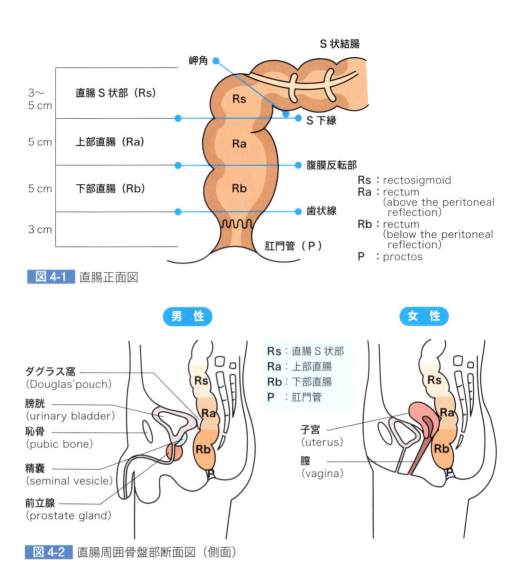

図 4-1 直腸正面図

図 4-2 直腸周囲骨盤部断面図（側面）

　さらに直腸は，腹膜反転部より上の直腸 S 状部（Rs）・上部直腸（Ra）・腹膜反転部より下の下部直腸（Rb）と 3 つに分けられ，肛門管（P）へと続いていく（図 4-1，図 4-2）．

1　基礎知識

① 腹部大動脈（abdominal aorta）
② 上腸間膜動脈（superior mesenteric artery）
③ 下腸間膜動脈（inferior mesenteric artery）
④ 下膵十二指腸動脈（inferior pancreatic-oduodenal artery）
⑤ 中結腸動脈（middle colic artery）
⑥ 右結腸動脈（right colic artery）
⑦ 回結腸動脈（ileocolic artery）
⑧ 後盲腸枝（posterior cecal branch）
⑨ 前盲腸枝（anterior cecal branch）
⑩ 空腸動脈（jejunal arteries）
⑪ 回腸動脈（ileal arteries）
⑫ 左結腸動脈（left colic artery）
⑬ S状結腸動脈（sigmoid arteries）
⑭ 上直腸動脈（superior rectal artery）
⑮ 辺縁枝（ドゥラモンドの動脈）（marginal artery (of Drummond)）

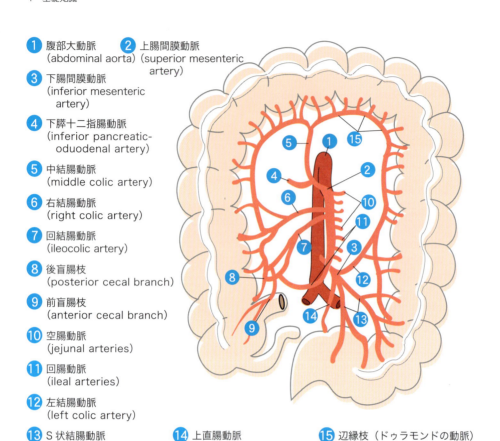

図 4-3　大腸の血管系（動脈）

(3) 直腸周囲の血管系

　結腸の支配動脈は，上腸間膜動脈と下腸間膜動脈である（図 4-3）．直腸を養う動脈は，上直腸動脈（下腸間膜動脈の枝），中直腸動脈（内腸骨動脈の枝），下直腸動脈（内腸骨動脈の枝）である（図 4-4）．

　静脈系はおのおのの動脈に伴行しており，特に直腸の血管系は，大循環系と門脈系の接点であることが特徴的である（図 4-5）．

Q 人工肛門からはどのような便が排泄されるのですか？

A 腸のどの部位で人工肛門を造設したかによって，便の性状は異なります．
回腸では水様，右側結腸で水様〜泥状，左側結腸で塊状となります．また，直腸では粘液でコーティングされた塊状の便ですが，回腸では消化酵素を含んだ水様便のため，皮膚に接触すると皮膚炎を起こしやすいので注意が必要です．

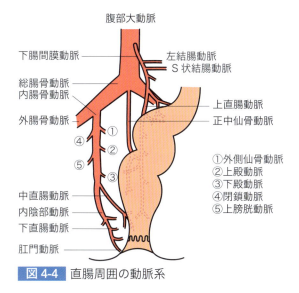

図 4-4 直腸周囲の動脈系

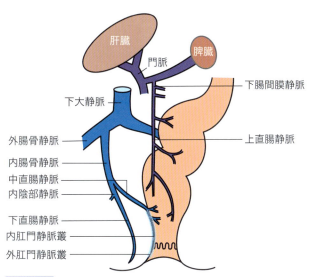

図 4-5 直腸周囲の静脈系

(4) 直腸周囲のリンパ管系

リンパ管も動脈に沿って走行しており，結腸のリンパ節は腸管傍リンパ節（腸管周囲にも存在）・中間リンパ節（各結腸動脈に沿う）・主リンパ節（各直腸根部に存在）に分類される．

また，直腸のリンパ流は上方向経路（上直腸動脈に沿い下腸管動脈根部に至る）・側方経路（中直腸動脈，仙骨動脈に沿い総腸骨動脈に至る）・下方経路（下方から鼠径部に至る）の3経路がある．

腫瘍の位置により転移しやすいリンパ節を想定することが重要である（図 4-6）．

1 基礎知識

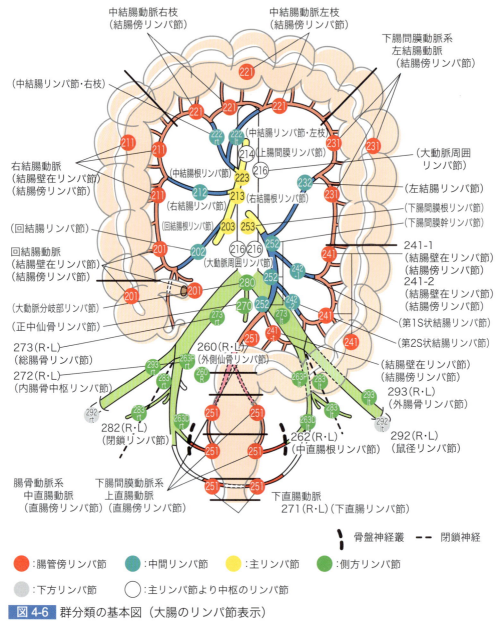

図 4-6 群分類の基本図（大腸のリンパ節表示）

（大腸癌研究会編：大腸癌取扱い規約．第9版，p.39，金原出版，2018．による）

(5) 直腸周囲の神経系

骨盤内臓器（直腸・膀胱・生殖器）は，下腹神経・骨盤神経・陰部神経の3つの神経に支配されている．

骨盤神経叢は，排便だけでなく排尿・性機能をも支配するため，この付近のリンパ節を郭清した際に神経を損傷すると，排尿障害や性機能障害をきたし術後のQOLが低下する（図4-7，図4-8）．

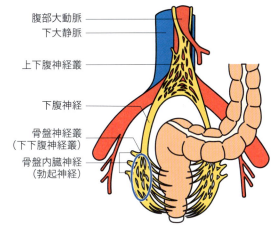

図4-7 直腸周囲の神経系

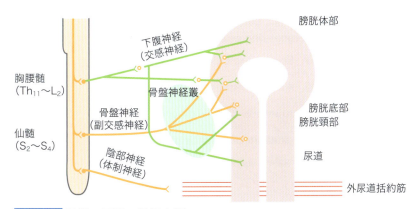

図4-8 膀胱・尿道の神経支配

(6) 大腸の機能

大腸の機能は，次の3つである．

①壁内神経（内在性神経系）による調節で腸の分節運動と自律神経による調節で腸蠕動を行う（運動）．交感神経は運動を抑制し，副交感神経は運動を促進させる．

②杯細胞から粘液が分泌される（分泌）．分泌には，機械的刺激はもちろんのこと精神面からも影響を受ける．

③水分の吸収を行う（消化吸収）．通常1日1,500〜2,000mLの腸内溶液が回腸から大腸に入り，1日400〜500mLの水分を吸収しているが，水以外ではNa・アンモニア・ブドウ糖などが吸収される．吸収されないのはタンパク質や脂肪である．

腸内細菌叢は，糖質の分解促進・ビタミンの合成や分解にあずかるとされている．

また，腸内細菌による腸内容物の腐敗発酵・胆汁の還元などによる糞便の形成（100〜200 g/day）という働きもある．

大腸の機能は，糞便の貯留と排泄・水や電解質の吸収・粘液の分泌である．

1　基礎知識

❷ 大腸癌の病態

　大腸癌の好発部位は，S状結腸・回盲部・上行結腸・直腸である．なかでも最も発生が多い部位は直腸で，大腸癌全体の約60％を直腸癌が占めている．

（1）組織学的分類

　表4-1　大腸癌の組織学的分類

●腺癌　Adenocarcinoma

　乳頭腺癌　Papillary adenocarcinoma（pap）
　管状腺癌　Tubular adenocarcinoma（tub）
　　高分化型　Well differentiated type（tub1）
　　中分化型　Moderately differentiated type（tub2）
　低分化腺癌　Poorly differentiated adenocarcinoma（pap）
　　充実腺癌　Solid type（por1）
　　非充実腺癌　Non-solid type（por2）
　粘液癌　Mucinous adenocarcinoma（muc）
　印環細胞癌　Signet-ring cell carcinoma（sig）

●内分泌細胞癌　Endocrine cell carcinoma（ecc）

●腺扁平上皮癌　Adenosoquamous carcinoma（asc）

●扁平上皮癌　Squamous cell carcinoma（scc）

●その他の癌　Miscellaneous carcinoma

（2）病期分類

　わが国では大腸癌研究会の『大腸癌取扱い規約』による肉眼的分類とStage分類がよく用いられ，治療ガイドラインも定められている．肉眼的分類は0～5型まであり，0型は早期癌（壁深達度M：粘膜内，SM：粘膜下層の癌）分類として形態的に分けられ，進行癌では2型が約80％を占める（図4-9a, b）．進行程度（Stage）分類は，壁深達度，リンパ節転移，肝転移，腹膜播種性転移および腹腔外の遠隔転移の有無によって規定される（表4-2）．また，大腸癌の進行分類として，国際的にデュークス（Dukes）分類が広く用いられている（図4-10）．

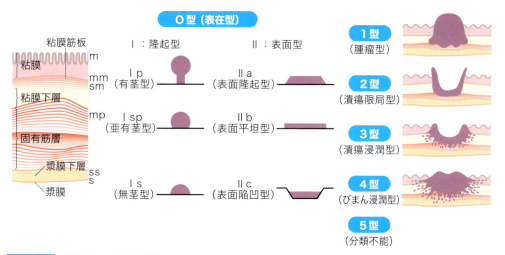

図 4-9-a 大腸癌の肉眼的分類
（大腸癌研究会編：患者さんのための大腸癌治療ガイドライン 2014 年版．p.8, 金原出版, 2014. による）

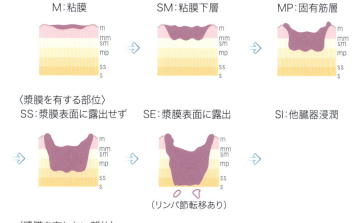

〈漿膜を有する部位〉
SS：漿膜表面に露出せず　　SE：漿膜表面に露出　　SI：他臓器浸潤

〈漿膜を有しない部位〉
　A：固有筋層を超えて浸潤　　AI：癌が直接他臓器に浸潤

図 4-9-b 大腸癌の壁深達度
（大腸癌研究会編：患者さんのための大腸癌治療ガイドライン 2014 年版．p.12, 金原出版, 2014. による）

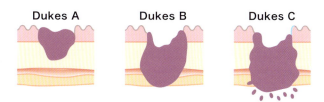

Dukes A：腸壁内に限局している
Dukes B：腸壁を貫いて浸潤しているがリンパ節転移のないもの
Dukes C：腸壁を貫いて浸潤しておりリンパ節転移のあるもの

図 4-10 Dukes 分類

1 基礎知識

表 4-2 大腸癌の進行度（Stage）

（大腸癌研究会編：大腸癌取扱い規約．第 9 版，p.19，金原出版，2018．による）

遠隔転移		M0				M1		
						M1a	M1b	M1c
リンパ節転移		N0	N1 (N1a/N1b)	N2a	N2b，N3	N に関係なく		
壁深達度	Tis	0				IVa	IVb	IVc
	T1a・T1b	I	IIIa					
	T2			IIIb				
	T3	IIa						
	T4a	IIb		IIIc				
	T4b	IIc						

Tis ：癌が粘膜内にとどまり，粘膜下層に及んでいない
T1a ：癌が粘膜下層（SM）までにとどまり，浸潤距離が 1000 μm 未満である
T1b ：癌が粘膜下層（SM）までにとどまり，浸潤距離が 1000 μm 以上であるが固有筋層（MP）に及んでいない
T2 ：癌が固有筋層まで浸潤し，これを越えない
T3 ：癌が固有筋層を越えて浸潤している
T4a ：癌が漿膜表面に接しているか，またはこれを破って腹腔に露出しているもの
T4b ：癌が直接他臓器に浸潤している
N0 ：領域リンパ節転移を認めない
N1 ：腸管傍リンパ節と中間リンパ節の転移が 1-3 個
N1a ：腸管傍リンパ節と中間リンパ節の転移が 1 個
N1b ：腸管傍リンパ節と中間リンパ節の転移が 2-3 個
N2 ：腸管傍リンパ節と中間リンパ節の転移が 4 個以上
N2a ：腸管傍リンパ節と中間リンパ節の転移が 4-6 個
N2b ：腸管傍リンパ節と中間リンパ節の転移が 7 個以上
N3 ：主リンパ節に転移を認める。下部直腸癌では主リンパ節あるいは側方リンパ節に転移を認める
M0 ：遠隔転移を認めない
M1 ：遠隔転移を認める
M1a ：1 臓器に遠隔転移を認める
M1b ：2 臓器以上に遠隔転移を認める
M1c ：腹膜転移を認める

（3）大腸癌の臨床症状

　大腸癌の症状は一般的に血便と腹痛であるが，癌の発生部位により症状が異なる．これは便の性状に違いがあるためで，右側結腸では便が液状～泥状であるため通過障害が起こりにくく，また肉眼的に認められる出血を起こすことが少ないため，腫瘍が大きくなってから症状が出てくることが多い．主な自覚症状は右下腹部痛・便秘と下痢の交互出現であるが，腹部腫瘤や貧血で発見されることもめずらしくない．

　一方，左側結腸では腸管の内腔が細く便の性状が塊状のため通過障害を起こしやすく，初期では血便，続いて便秘症状や便柱狭小，さらには腸閉塞症状が出現する．

　また，直腸癌の臨床症状には，下血・便通異常・便秘・下痢・腹痛・肛門痛・裏急後重（テネスムス）・腹部膨満不快感などがある．直腸の 2/3 は膨大部のため，狭窄症状は腫瘍がかなり大きくなるまで出現しにくく，初期には自覚症状を認めにくいが，出血は早期からみられる最も一般的な症状である（表 4-3）．

表 4-3 大腸癌の部位別臨床症状

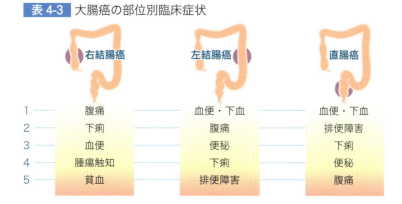

	右結腸癌	左結腸癌	直腸癌
1	腹痛	血便・下血	血便・下血
2	下痢	腹痛	排便障害
3	血便	便秘	下痢
4	腫瘍触知	下痢	便秘
5	貧血	排便障害	腹痛

(4) 大腸癌の検査・確定診断

A 検診法

- 便潜血反応検査：スクリーニング検査としては免疫学的便潜血反応検査が一般的である．この検査はヒトヘモグロビンにのみ反応し，食物や上部消化管の出血などには反応しないので，偽陽性が少なく，下部消化管の微量な出血にも鋭敏に反応する．
- 直腸指診：肛門輪より 8～10cm までの膨大部の異常を確認する．直腸癌の 60％以上が直腸指診で触れることができる．また，痔核の有無も指診によって確認できる．免疫学的便潜血反応は痔核からの出血にも反応するため，便潜血反応から得られた結果が痔核からの出血か否かの確認にも役立つ．

B 診断法

- 問診：便通異常・血便・腹痛・体重減少などの症状．家族性大腸癌の可能性を考慮して家族歴の聴取を行う．
- 腹部触診：圧痛・腫瘤の有無，ガス貯留など
- 採血：貧血のチェックおよび血中 CEA 濃度（正常値：5ng/mL 以下，Z-ゲル法）→（PLUS ONE 参照）
- X 線検査：腹部 X 線検査では，腸管内の便やガスの貯留具合をみて通過障害の有無を調べる．さらに，胸部 X 線検査では肺転移の有無を調べる．
- 注腸造影検査：バリウムと空気の注腸によって，腫瘍の大きさや位置，狭窄の程度についての情報のほか，腸管変形の型から癌の深達度診断をするのに役立つ．
- 大腸内視鏡検査：大腸内視鏡検査で腫瘍が確認できた場合は，肉眼的形態を分類するとともに腫瘍の生検を行い，診断を確定する．

C 治療方針を決めるための検査

- 腹部超音波検査：腫瘍と周辺臓器の位置関係，転移病巣を診断．主に肝転移の有無を調べる．
- CT（コンピューター断層撮影）検査：腫瘍と周辺臓器の位置関係・浸潤の有無，リンパ節転移の有無，肝転移などの遠隔転移の有無を調べる．直腸内に空気を 300mL 注入して

行うエア（air）CT 検査は，腫瘍の大きさ・位置・深達度，リンパ節腫脹の有無，周囲臓器への湿潤などをより明確にできて有用である．

・MRI（磁気共鳴画像）：直腸癌で多く用いられる検査であり，腫瘍と周辺臓器の位置関係・湿潤の有無，リンパ節転移の有無，肝転移などの遠隔転移の有無を調べる．直腸内に空気を 300mL 注入して行う air MRI は air CT と同様に多くの情報が得られるが，特に直腸癌の周囲への浸潤，リンパ節腫脹をみるのに有用である．

・ポジトロン断層撮影検査（positron emission tomography；PET）：癌細胞がブドウ糖を多く消費することを利用し，フルオロデオキシグルコース（fluorodeoxyglucose；FDG）というブドウ糖と陽電子を組み合わせた薬剤を画像化してみる検査である．腫瘍への集積はもちろん，リンパ節腫脹の有無，腹水の有無などをみる．

・超音波内視鏡検査：腫瘍の深達度を確認し，病変を内視鏡的に切除可能かの判断や，手術でのリンパ節郭清範囲の判断に用いられる．その他，周辺臓器への湿潤の有無，腸管や有意のリンパ節腫脹の有無，腹水の有無をみる．

（5）大腸癌の治療方法

①手術単独
②手術＋合併療法（放射線療法・化学療法・免疫療法や温熱療法など）
③非手術療法（放射線療法・化学療法・免疫療法や温熱療法など）
④集学的治療（各治療法を組み合わせた治療法）

PLUS ONE

CEA（癌胎児性抗原 carcinoembryonic antigen）とは？

　胎児の腸粘膜との間に共通の抗原性を有するため，carcino（癌性）embryonic（胎性）antigen（抗原）と名づけられた，大腸癌をはじめとする消化管悪性腫瘍マーカーです．しかし，喫煙者や高齢者でも比較的高値を示す場合が多く，CEA 高値＝癌ではありません．また，肝転移や黄疸などの症状が出現している進行癌では高値を示すため，早期診断にはあまり適しません．

　このように，CEA はある一定の値が持続する場合でも，癌の存在をすぐには肯定できませんが，徐々に上昇する場合は注意が必要です．すべての癌患者全体でCEA 陽性率は 35％，良性疾患でも偽陽性率は約 14％であり，特異度は低いのですが，癌腫が体内から除去されれば CEA は低値となるので，手術の根治性の判断や再発の発見に有用です．

❸ 術式の理解

手術療法は内視鏡的切除術と外科的切除術に大別される.

（1）内視鏡的切除術

　早期癌（深達度が粘膜層（M）または粘膜下層（SM）の癌）のうち，大きさが2cm未満で深達度がSM軽度までのものは，ポリペクトミーや内視鏡下粘膜切除術（EMR）が行われる．ただし大きさが2〜5cmの病変に対しては内視鏡的粘膜下層剥離術（ESD）を行う場合もある．これらは短期間の入院で行うことができ，患者の負担も少なくて済む．しかし，内視鏡的治療後に以下のことが判明した場合には外科的切除を追加する必要がある．

　・断端に癌細胞が露出していた場合
　・癌細胞が低分化腺癌，未分化癌の場合
　・癌細胞がSM層に広く存在した場合
　・血管やリンパ管の中に癌細胞を認めた場合

（2）外科的切除術（図4-11）

　腫瘍部位の腸管切除とリンパ節郭清を行う．開腹で行う場合と腹腔鏡で行う場合があるが，最近では技術と器械の進歩により腹腔鏡の割合が増えてきている．病変部位に対する術式は図のとおりである．リンパ節郭清は，D1郭清（腸管傍リンパ節のみ郭清），D2郭清（癌のある腸管の栄養血管に沿うリンパ節まで切除），D3郭清（栄養血管根部にあるリンパ節まで切除）がある（図3-9参照）．多くの施設では，粘膜下層（SM）癌までがD2郭清，固有筋層（MP）以深の癌ではD3郭清を行う．

　その他，ハルトマン手術（癌を切除し，肛門側直腸は閉鎖，口側結腸は人工肛門（以下ストーマ）造設）や，経仙骨直腸部分切除もある．

　また，切除不能の大腸癌でイレウス症状がみられる場合は，姑息的手術としてストーマ造設術やバイパス手術が行われることもある．

　大腸癌手術の治療成績は近年向上しており，癌の根治を目指すだけでなく，術後のQOL低下を避けるための工夫が各施設で行われている．

①自律神経温存手術：癌の占拠部位や深達度に応じて術式が決定されるが，自律神経温存手術の術式は4つに大別される（図4-12）.
　・AN1：片側部分切除術．左右いずれか一側の骨盤神経叢を温存する術式.
　・AN2：部分温存．交感神経系線維は切除し両側の骨盤神経叢を温存する術式.
　・AN3：片側温存．一側の骨盤神経叢は切除し，他を温存する術式.
　・AN4：全自律神経温存.

②肛門温存手術：肛門温存手術の標準的手術は前方切除術である．低位前方切除は，直腸の切除・吻合が腹膜反転部より肛門側で行われることを意味し，特に吻合が歯状線近傍で行われるものを超低位前方切除術という．近年，手術技術の進歩により，非常に肛門に近い癌でも自然肛門を温存する内肛門括約筋切除術（Intersphincteric resection；ISR）も行われるようになってきている（図4-13）．超低位前方切除術や内肛門括約筋

1 基礎知識

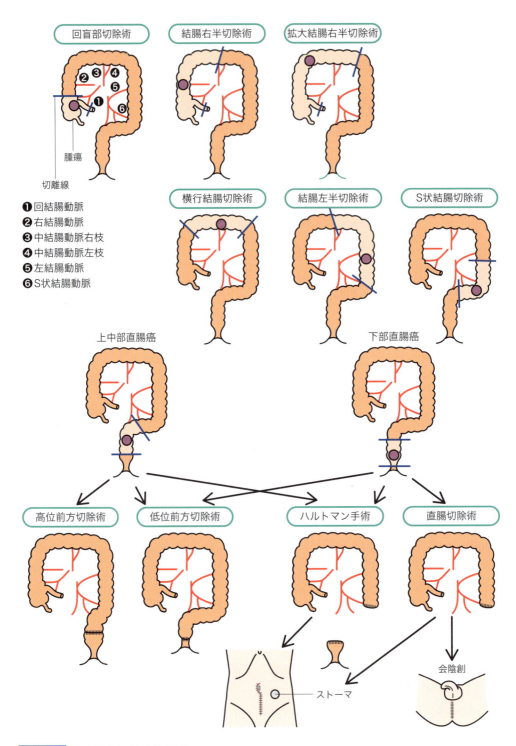

図4-11 病変部位に対する術式

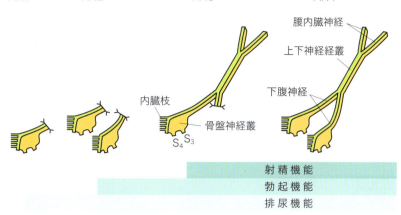

図4-12 4つの自律神経温存手術と保存可能な排尿・性機能

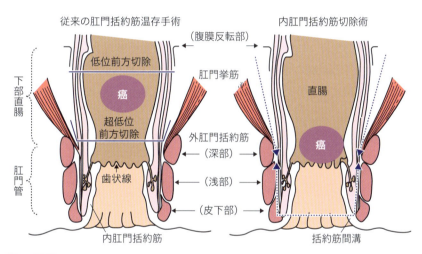

図4-13 肛門温存手術

切除術は，吻合部の縫合不全予防のため一時的ストーマを造設し，3～6カ月後に閉鎖術を行う．この術式は肛門を温存できるという点で患者の満足度は高いが，肛門括約筋の一部が失われるので肛門の機能が低下し，頻便や便漏れなどを起こす可能性もあるため，十分な説明と患者の生活背景などを考慮する必要がある．

③ストーマ造設術：回腸を用いる場合と結腸を用いる場合があり，部位によって排泄物の形状が異なる．また，形態により，単孔式と双孔式に分けられる（図4-14）．
病変が改善されたあとにストーマが閉鎖されるのを「一時的ストーマ」といい，双孔式であることが多い．
一方，肛門が切除されたり肛門機能が廃絶されている場合は「永久的ストーマ」となり，単孔式であることが多い．

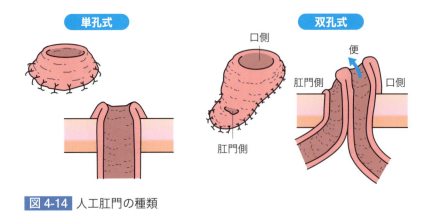

図 4-14 人工肛門の種類

④腹会陰式直腸切断術（abdomini-perineal resection；APR，すなわちマイルズ Miles 術）：腹部側と会陰側から直腸を切断する方法で，肛門括約筋および肛門を切除してしまうため永久的ストーマを造設する．肛門があった部位は創として閉鎖される．

下部直腸癌に対しては，低位前方切除術か腹会陰式直腸切断術が行われるが，この腹会陰式直腸切断術は，下部直腸の進行癌で肛門温存が不可能な症例に対し行われる術式である．上方郭清と側方郭清に加えて下方（会陰・坐骨直腸窩）郭清も行われる．

> **PLUS ONE**
>
> **ストーマに関する語句の説明**
>
> stoma（ストーマ）：ギリシャ語で「口」を意味し，手術によって腹壁に造られた排泄口をさします．
>
> ostomy（オストミー）：ストーマを造設する手術のことをさします（転じて stoma のことを意味することがあります）．
>
> ostomate（オストメイト）：ストーマ保有者のことをさします．

2 術前の患者理解と看護

OBJECTIVES

1 ストーマ造設術に対する術前の心理面のアセスメントと看護
について理解する

2 ストーマ造設術に対する術前の身体面のアセスメントと看護
について理解する

● 術前アセスメント

(1) 健康認知 - 健康管理パターン

・ストーマ造設術に至った診断または理由

・治療計画または退院指導の計画

・ストーマ造設術に関しての患者の認識と健康状態，およびライフスタイルへの影響を考察

(2) 栄養 - 代謝パターン

・栄養摂取量と水分摂取量を評価

・自宅でとる水分と食物繊維の量やガスの発生しやすい食物などの摂取状況の評価

・皮膚統合性の評価

・栄養状態の評価（術後合併症や創治癒遅延，創部感染を引き起こす要因になりうる低栄
　養状態などに注意）

(3) 排泄パターン

・通常の排泄パターンの評価

・ストーマの管理と指導に必要な術前の便の性状と回数を評価

(4) 活動 - 運動パターン

・ADL評価

・セルフケア評価（ストーマ管理と患者・家族指導計画において重要）

・患者の手指巧緻性（ストーマ袋やクリップなどのストーマ用品を選択するのに重要）

(5) 認知 - 知覚パターン

・患者指導を計画するときに病識の理解，予後，術式とストーマの管理能力を評価

・セルフケア指導を計画するときに視覚および聴覚機能の評価が重要

(6) 自己認識 - 自己概念パターン

・自己概念と自尊感情は潜在的に適応状態と関係しており，自己嫌悪の訴えや不適応感の

持続は，自尊感情が低下していることを示す指標である
- 情緒的反応は変化しやすい
- 一般的に患者はストーマに関して否定的な感情を抱く
- 感情を自由に表現することができるかどうかは，患者の性格と看護師のコミュニケーション技術に影響を受ける

(7) 役割 - 関係パターン

- 役割と関係に関しての評価（社会的相互作用・家族機能など）
- ストーマ造設術に関する患者と配偶者またはパートナーの反応
- 青年期，壮年期にある人は，術前の役割と責任を取り戻すことができるかどうかの不安
- 老年期にある人はセルフケアの維持とストーマ用品費用の管理についての不安
- 家族の協力，特に依存 - 自立問題の評価
- 老年期にある患者は，配偶者または家族を含めたケアを望むかもしれない．一方，青年期の患者は自立やプライバシーに関しての事柄を優先するかもしれない

(8) 性行動 - 生殖パターン

- 患者とそのパートナーが，お互いに性的欲求，術前の性行動パターンやその他の不安について話し合っているか
- ストーマ造設術が性的魅力や性的機能にどのような影響を与えるか

(9) コーピング - ストレス耐性パターン

- 患者と家族のストーマ造設術に対する反応は，非常に変動しやすくコーピングパターンに影響を及ぼす

(10) 価値 - 信念パターン

- ストーマ造設術に対する反応は，文化的な信念や，病気・手術・切除に対する家族の反応に左右される

❷ 術前の患者心理

手術前の患者心理は一般的に不安がとても強い．特に直腸癌と告知され，ストーマ造設という手術を受ける患者は，「癌」と「ストーマ」という2つの告知を受け，精神的動揺はかなり高いといっていいだろう．また，ストーマを造ることで，生活行動やボディイメージの変容を余儀なくさせられ，患者の QOL に大きく影響を及ぼす．

表4-4 のような不安が挙げられるが，これはあくまでもほんの一部でしかない．なぜなら，不安があるにもかかわらず素直にあると答えられなかったり，不安を不安として認識していなかったり，不安はないのだと自己暗示にかかっていたりするからである．患者は非常に危機的な状況におかれていることを理解しなければならない．

看護師は，個々の患者の不安内容について十分把握し，患者の心理・行動にどう影響を及

ほしているのかを察知する必要がある．そして，患者の対処行動をみて対処能力を判断し，適応していくプロセスを見守り，必要に応じて援助していくべきである．また，家族も医療者とともに患者をケアする重要な存在である．家族にとっても，生活行動や役割機能の変容を求められるので，患者の手術は家族全員の問題でもある．不安に思うのは患者だけでなく，家族も同様である．

　看護師は焦らず，患者や家族にとって，ストーマを十分に受容するまでには時間がかかることを理解し，継続的なサポートが重要である．

PLUS ONE

皮膚・排泄ケア認定看護師とは？

　創傷，オストミー，失禁ケアの領域において専門的な知識と技術をもったスペシャリストとして，日本看護協会が認定した認定看護師のことです．具体的には，個人・家族または集団に対し，当分野に関する熟練した看護技術と知識を用いて水準の高い看護を実践するとともに，他の看護師に対する指導と相談に携わります．

表 4-4 術前後の不安

(a) 病気に関する不安
・進行性のものなのか，転移や再発はあるのかという病気の程度に関する不安
・あとどれくらい生きられるのかという予後に関する不安

(b) 手術に関する不安
・メスで身体を切られることへの不安
・手術で本当に治るのだろうかという不安
・手術によって悪化しないだろうかという不安
・手術をすることによって身体の一部の機能が損失してしまわないだろうかという不安

(c) 麻酔に関する不安
・本当に麻酔が効くのだろうか，痛みは感じないのだろうかという不安
・途中で麻酔がきれたりしないかという不安
・麻酔が覚めずそのまま意識が戻らず死んでしまうのではという不安

(d) 家庭に関する不安
・家庭内での役割の転換や喪失に関する不安（患者の家庭内での地位，家族構成，家族の状態，生活水準などにより異なり，患者によってさまざまで不安内容は複雑である）

(e) 社会的・経済的問題に関連した不安
・職場内における役割の転換や喪失に関する不安
・以前と同様の日常生活や仕事ができるかどうかという社会復帰に関する不安
・今後の生計や治療費に関する不安

(f) 身体的なことに関する不安
・身体の外観や機能が変化したり，身体的・性的魅力の喪失への不安

(g) セルフケアへの不安

(h) ストーマに関する不安（臭いやもれなど）

> **PLUS ONE**
>
> ### パッチテストとは？
>
> 　従来は，術後使用予定であるストーマ装具や各種テープでアレルギーを起こしたり，かぶれたりしないかを知るために，術前にパッチテストを行っていました．しかし，最近はパッチテストをすることで抗体をつくってしまうということもあり行われなくなってきています．

❸ 術前の身体的準備

（1）ストーマに関するオリエンテーション

　ストーマに関するオリエンテーションの主な内容は，①ストーマ・排泄機能の変化について（解剖生理および機能），②ストーマ用品の紹介と使用法，③ストーマサイトマーキング，④退院後の日常生活，⑤患者会・社会福祉サービスに関する説明である．あまり無理に説明したり，ストーマ用品を見せたりすると，かえって不安を増強させることもあるため，患者の心理状態や理解度に合わせ，オリエンテーション内容や量，時間を考慮する．ストーマそのものや術後の生活をイメージしやすくするには，ガイドブックやビデオを活用して，視覚的に情報を提供すると効果的である．

　また，オストミービジターを活用することも有効である．

〔オストミービジター〕

　オストミービジターとは：一定の教育（ピアサポート養成研修・オストミービジター養成研修など）を修了し，ストーマ造設術前後の患者を訪問し精神支援をするオストメイトをいい，自己の日常生活における体験を中心に，後輩に当たるオストメイトあるいはその予定者がもつ問題に応じたケアに参加する．

①患者にオストミービジターによる患者訪問のシステムを紹介する．

②オストミービジターによる患者訪問を希望するかどうかを，患者および家族と話し合う．

③オストミービジターの人選（皮膚・排泄ケア認定看護師*，ETナース*，患者会のメンバーに相談して決める）．

　＊皮膚・排泄ケア認定看護師（PLUS ONE 参照）
　＊ET（enterostomal therapist）：ストーマ療法士

④訪問の日時の決定および細かい打ち合わせをする（患者の様子，訪問の目的など）．

⑤必要により訪問時は，個室またはプライバシーが確保できる部屋を用意する．

オストミービジターへの患者訪問に際しての注意事項：

①質問しやすいような雰囲気で行う．

②医学的助言や手術に関する内容の質問があれば，直接医師に質問するように話す．

③訪問終了後には病棟の看護師に報告する．

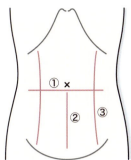

基本線
①臍下縁を通る横線
②下腹部正中線
③腹直筋外縁

クリーブランドクリニックの原則（標準体重）
1. 臍より低い位置
2. 腹部脂肪層の頂点
3. 腹直筋を貫く位置
4. 皮膚のくぼみ，しわ，瘢痕，上前腸骨棘の近くを避けた位置
5. 本人が見ることができ，セルフケアしやすい位置

図4-15 ストーマサイトマーキング
※肥満者の場合，立位や座位で見える位置は，臍の上となることもある．また腹部脂肪層の頂点あるいはやや上の位置とする

表4-5 ストーマサイトマーキングの手順

①水平仰臥位になり，臍の下縁を通る横線と下腹部正中線を水性マジックで描く．
②腹筋を緊張させ，腹直筋外縁を確認し両外縁に沿って水性マジックで線を描く（仰臥位で両手を頭の下で組み，自分の足先を見るようにして腹筋を緊張させると，腹直筋外縁を確認しやすい）．
③マーキングディスク*を，各線に囲まれた腹部の最も安定している位置に置き，ディスクの中央の穴に仮の印をつける．
④肋骨弓，上前腸骨棘，恥骨上縁を避けているか確認する．
⑤座位，立位，前屈位などの日常生活に応じた動作を繰り返し行い，再度マーキングディスクが安定して置けるか，腹壁の盛り上がった位置にあるか，しわが深く入り隠れてはしまわないか，などを確認しながらマーキングディスクを動かし，適切な位置を選択して印を付ける．
⑥普段着用する服装になって，ベルトや帯をしめる位置を考慮する．
⑦選択した部位に油性マジックで印を付ける．
⑧あらかじめ引いた水性マジックの基準線を拭き取る．
⑨手術を行う医師とともにストーマサイトマーキングを行うのが望ましいが，できなかった場合は必ず確認してもらう．
⑩マーキング位置を記録に残す．

▶p.172 ■動画 ①ストーマサイトマーキング

*マーキングディスク
　マーキングディスクは，ストーマ装具を安定させて装着するために適した腹部平面を選択する際に用いるものです．腹部面積の広さでディスクのサイズを選択します．例えば標準体格の成人では直径7cm，肥満体格の成人では直径7.5cm，小児では6cmのサイズのディスクを使用します．材質はステンレス製，プラスチック製のものがあります．

(2) ストーマサイトマーキング（ストーマの位置決め）

　ストーマサイトマーキングとは，セルフケアしやすいストーマをつくることを目的として術前にストーマの位置を決めておくことである（図4-15，表4-5）．ストーマサイトマーキングは，患者にとってストーマ造設の現実に直面する場合となるので，ストーマの受容の程度を観察し，実施の時期を検討する必要がある．患者が手術に同意できていれば，手術の1～2日前に実施する．

◆ストーマサイトマーキングの意義

- 管理しやすいストーマをつくる
- ストーマ造設後の QOL を低下させない
- コミュニケーションの場
- 患者が納得する過程
- 患者が目的意識をもち，治療に参加できる
- ストーマケアの参加につながる
- 社会復帰に向けての準備

ストーマサイトマーキングには，患者，家族と医療者が「ともに頑張る」という意思を表明する場としての意味もあるので，患者，家族，医師，看護師が参加して行うことが望ましい．

ストーマが適切な位置につくられるかどうかは，オストメイト（人工肛門造設患者）のQOL に大きな影響を及ぼすので，ストーマサイトマーキングは，ストーマケアに熟練した看護師（できれば ET ナースや皮膚・排泄ケア認定看護師）と医師によって行われる必要がある．また，担当看護師は患者の背景，生活環境，術式やストーマ造設予定腸管などの情報を得ていることが必要である．

◆ストーマ位置としての条件

- 本人が見ることができ，自己管理しやすい位置
- 体位の変動に影響を及ぼさない位置
- 瘢痕，肋骨弓，上前腸骨棘など骨の突出部から離れた位置
- 腹直筋を貫く位置
- 術式やストーマの種類に適した位置
- 患者背景に適した位置（職業，車椅子やコルセットの使用，衣服（和服，ベルトライン）など活動性を考慮し生活を妨げない位置）

（3）一般的な術前の準備

特に，貧血，栄養，水分・電解質の補正に留意する．手術後は手術侵襲というストレスに対する神経内分泌反応によって，蛋白異化反応などの生体反応を生じる．この反応を経過して回復過程へと向かうには，栄養状態を良好に整えておくことが重要である．特に高齢者の多くは低栄養状態になりやすいので，術前には成人と同様に総蛋白 6.0g/dL，アルブミン 3.0g/dL 以上を保つことが必要である．

（4）大腸の術前処置

大腸は細菌が多く，術前に腸内容物をできる限り排除しておくことが，術後合併症（縫合不全・感染など）を予防するためにも重要である．そこで腸内の清浄化を行う．

①機械的清掃：多量の水分摂取，流動食などの低残渣・無残渣食，下剤，浣腸
- 術前 3 日より低残渣食にし，手術前日は流動食で夕食後は絶飲食とする．さらに数日前から下剤を投与し，浣腸を行う．

・ゴライテリー（経口的洗腸法）法：手術前日に流動食にし，ゴライテリー液（ニフレック®）通常 2L 程度を使用するが，その全量を適宜分割して 2 時間程度の時間をかけて経口投与する．最初の 10 分で 500mL を飲み，その後 10 分間隔で 100mL くらいずつゆっくり飲んでいく．

投与開始 1 時間ぐらいで下痢がはじまり，排泄液が透明になった時点で投与終了する．だいたい 2,000 ～ 4,000mL を目安として服用．ただし，1 日の上限は 4,000mL である．服用する量が多いため，気分不快や嘔気・嘔吐を引き起こしかねないので，処置中は十分な観察が必要である．また，排便回数が多くなり便性状も水様便へと移行するため，高齢の患者の場合はポータブルトイレを設置するなど環境を整える必要がある．ただし，施設や患者の状態によりこれらの処置は流動的である．

・通過障害がある場合は，絶食にして経静脈栄養法（IVH）を行うこともある．

②化学的清掃：非吸収性抗生物質の内服

腸内の細菌数を減らすために，手術 3 日前から前日まで非吸収性抗生物質が与薬されることもある．最近は，その有効性が確認されていないため積極的に行われていない．

3 術後の患者理解と看護

OBJECTIVES

1 ストーマ造設術に対する術後の心理面のアセスメントと看護
について理解する

2 ストーマ造設術に対する術後の身体面のアセスメントと看護
について理解する

❶ 術後合併症および患者の苦痛の理解と看護

Ⓐ術後出血

　腹会陰式直腸切断術（以下 Miles 術）では骨盤腔での操作により，内腸骨動脈・下腸間膜動脈などの血管を切離したり，リンパ節郭清を含めかなり広範囲な切除をするため，出血量が多くなりがちである．術中の止血操作が不十分な場合や出血傾向により術後出血を起こすことが考えられる．

　創部やドレーンからの出血量を確認し，100mL/h 以上のときは医師へ報告する．このようなときには血圧低下や頻脈が起こる．輸液や輸血による管理で経過観察するか再手術となる．

➡術後出血のアセスメントポイント

〔客観的〕

・バイタルサイン（脈拍頻数・血圧低下の有無）

・創部，ドレーンからの出血量と性状，経時的変化

・血液データ（RBC，Hb，Ht，PLT など）

・手術中の出血量と輸血量

Ⓑ創痛

　Miles 術における創は，腹部正中創と会陰創，ストーマ創と 3 か所に及び，特に会陰部は仙骨神経叢周辺の操作を行うため，創痛が強い．また，体位による皮膚の伸展や圧迫を受けやすいため，日常生活のあらゆる場面で支障をきたし，精神的苦痛を生じることがある．そのため，体動による膀胱留置カテーテルや会陰部の骨盤腔内ドレーンの刺激が少なくなるように固定することも重要である．

　ベッド上では，セミファーラー位で，下肢を屈曲することにより創部の伸展を避ける．会陰創に対しては円座や産褥椅子（円座のように中央に穴のある椅子）の利用が有効である．

　可能な限り，活動範囲を拡大させるために離床計画を進める．

　創痛と不安は関連していることが多く，不安へのアプローチも同時に必要である．あまりに創痛が強いと，呼吸抑制や離床遅延となり腸閉塞へと移行してしまう恐れもあるため，鎮痛薬を使用するなど「がまんしない」「がまんさせない」という創痛コントロールが必要になってくる．

◆創痛のアセスメントポイント

〔主観的〕

・どの部位がいつごろから痛むのか

・どのような痛みか

・がまんできるのか

・睡眠や活動障害はあるか

〔客観的〕

・バイタルサイン（血圧上昇・呼吸数増加）

・ドレーン挿入部位と創の大きさ

・表情

・活動状況

❻イレウス（腸管麻痺）と腸閉塞

大腸は他の消化器と比較して，常在菌の存在や解剖学的に腸管壁が薄く，血管の分布がまばらであり，しかも腸壁内小動脈は事実上終末動脈になっているため，循環不全を起こしやすいなどの特徴がある．

ゆえに，麻酔によるイレウス（腸管麻痺）や，術中長時間にわたる腸管の露出，術前の腸内容物の残存などにより腸閉塞を起こしやすい．

開腹手術後の多くは，イレウスであるが，腹膜損傷部と腹膜との癒着による腸閉塞も問題となることがある．特に Miles 術では，後腹膜の損傷範囲が広く術後早期に腸閉塞を起こしやすい．手術が終了し，ホッとした後に，嘔気や腹部不快などの苦痛が生じた患者の心理を理解し，絶食や胃管挿入による接続吸引で消化管内容物の貯留を防ぐことによって腸内の減圧を促すことを十分に説明する．

◆イレウス，腸閉塞のアセスメントポイント

〔主観的〕

・腹部不快感や腹部膨満感の存在

・排ガスに関する表現（排ガスの停止）

・腹痛の存在，嘔気

〔客観的〕

・手術時間および麻酔の種類と麻酔時間

・腹部所見〔触診，聴診（腸雑音の消失または異常亢進，金属性腸雑音），腹部 X 線所見

・腹痛の有無と程度，嘔吐の有無

・鎮痛薬の種類と使用頻度および効果，持続時間

・表情および態度，言動

・活動状況

❹排尿障害

術後の長期にわたる膀胱留置カテーテル留置により膀胱炎，尿道炎を引き起こしたり，ま

た一過性の尿道括約筋に関連して，排尿障害を引き起こしたりしやすい．

特に，Miles術の術後においては，主に骨盤神経（副交感神経）の損傷によるものが考えられる．しかしながら排尿障害の程度は，切除範囲，リンパ節郭清の状況，自律神経温存がどれくらいであるかによって状況は異なる．

また，神経損傷はなくても神経節の浮腫などによって，一時的な排尿障害を起こすこともある．排尿障害による膀胱壁の過伸展と感染を予防し，腎機能障害へと移行することのないように十分注意が必要である．

手術後立位での排尿が可能になったら（女性の場合会陰創の抜糸後），膀胱留置カテーテルを抜去する．抜去後，排尿を試みて排尿できない場合，残尿が50mL以上ある場合，強い腹圧をかけなければ排尿できない，排尿時間が著しく長いなどの場合は間欠的導尿を行うことで膀胱の過伸展を避ける．また，泌尿器科を受診し清潔間欠自己導尿法に切り替えていく（表4-6）．術後排尿障害は多くの場合時間とともに改善することが多く，6カ月～1年で自然排尿ができるようになることも多いので，この期間の精神的な励ましも必要である．

なお以前は，カテーテルをクランプして尿意や尿量を確認する膀胱訓練を行っていたが，エビデンスがないことや，膀胱壁の過伸展，感染のリスクが高まることから最近では行われていない．

◆排尿障害のアセスメントポイント

〔主観的〕

・排尿異常（尿閉・排尿困難・排尿時痛・血液混入）の有無

・残尿感の有無

・創痛の有無

・腹部不快感の有無

〔客観的〕

・手術前，健康時の排尿パターン

・手術による神経損傷，リンパ節郭清の程度

・水分出納バランス（in-outバランス）

・膀胱留置カテーテル留置中の異常徴候

・膀胱留置カテーテル抜去後の自然排尿と残尿の有無

・腹部膨満または膨隆の有無

・一回排尿量と残尿量

・排尿困難や排尿時間

・尿量と性状

表4-6 導尿の目安

残尿量（mL）	導尿回数（回／日）
30～50	1
50～100	2～4
100～	6

・飲水量
・清潔間欠自己導尿の手技

E 縫合不全

　術前の低栄養状態，貧血や低タンパク血症などの全身性の要因と，腸管壁が薄く，吻合部に緊張がかかりやすいという特徴，また吻合部の血行障害などの局所的要因により，消化管の手術でも特に大腸の手術では，吻合部の縫合不全を起こしやすい．吻合部から腸液が腹腔内に流出すると，腹膜炎を生じ，腹痛・嘔気・頻脈・発熱などの症状が出現する．

　Miles術では，ストーマ造設部の粘膜皮膚縫合部の離開と，腹部正中創および会陰創の出血・腫脹・疼痛・発赤・熱感・創部離開の有無を観察する．

F 感染

　Miles術では，直腸を切断したことによってできた死腔（dead space）に滲出液が貯留することにより，感染を起こしたり，膿瘍をつくりやすい状況になる．ゆえに，骨盤腔内のドレーンからの排液が効果的に行われるように術直後からセミファーラー位として，骨盤内死腔炎を予防する．定期的にミルキングをし，特に凝血塊によるドレーンの閉塞に注意することが大切である．ドレーンからの排液は通常，血性・淡血性・淡々血性から漿液性（術後2～3日）と変化し，約50mL/日以下になるとドレーン抜去される．膿性排液や腐敗臭のあるときは感染である．

　また，ストーマからの排泄物が腹部正中創などを汚染したり，会陰部の分泌物による汚染が引き起こす創感染も考えられる．

　その他，膀胱留置カテーテルの留置や手術による排尿障害が原因の尿路感染なども考えられる．

◆ 骨盤内死腔炎・創感染のアセスメントポイント

〔主観的〕
・会陰部圧迫感・不快感
・創部不快感または創痛の有無

〔客観的〕
・ドレーンからの排液の量，性状，臭気
・創部の状態（発赤，腫脹，硬結，熱感など）
・滲出液（ガーゼなど）の色および臭気など
・検査データ（WBC，CRP）
・熱型
・糖尿病などの合併症の有無

❻ボディイメージの変化

ボディイメージは，患者自身の身体に関する概念である．

身体的な外観，機能の喪失や変化など，ボディイメージの変化は患者の自己概念や自尊感情に大きく影響を及ぼす．身体部分の喪失に伴う悲しみや怒り，絶望感などを引き起こし，さらには闘病意欲までそぐ要因になる．これらの心理的反応を理解して，ボディイメージの再統合までの過程に支持的にかかわり，肯定的に自己を認知できるように援助することが重要である．

❼性機能障害

直腸の周囲には，骨盤神経と下腹神経とが走行しているため，リンパ節郭清による神経損傷で，男性では勃起障害および射精障害といった性機能障害が生じることが予測される（p.88 図 3-7，p.127 図 4-7）女性の場合はこれまで男性ほど問題視されていなかったが，腟壁合併切除による腟の変形，腟分泌液の低下や性欲の低下などが性交の障害になることもある．

精神的な原因から性の問題が生じていることも多い．たとえばストーマや排泄物の漏れ・臭いが気になり，セックスに対して消極的になったり，パートナーのほうがストーマに与える影響を危惧して体に触れることを避けている場合がある．患者とパートナー双方がストーマについて正しい知識とケア方法を理解できるような説明が必要である．

性機能障害は，直接的には生命にかかわらないという理由で，あまり重要視されてこなかったが，患者やパートナーにとっては非常に重要な問題である．しかし，医療従事者にとってサポートしにくい内容であり，ストーマ外来での対応やサポートシステムなど今後の課題が多く残されている．

この問題は，ストーマ管理にも慣れた退院後に表面化することが多い．手術前に性機能障害の説明を行うが，退院が決定したら再度説明することが効果的であると思われる．この際，パートナーとの話し合いを進め，精神的結びつきの重要性についても説明する．

❽ストーマ合併症

術前処置の不足，手術手技の未熟や術後の不適切なストーマケアによって，ストーマ合併症が生じることがある（表 4-7）．十分な観察と正しいストーマケアを行い，ストーマ合併症の予防に努めることが必要である．以下にストーマの観察ポイントを示す．

・ストーマの観察

ストーマの形状（高さ，大きさ，形），色，浮腫の有無を観察する．術後早期の浮腫はどのストーマにも観察されるが，通常は 1 〜 2 週間程度で徐々に消退する．浮腫のあるうちは，装具の交換時にストーマを傷つけないように注意する．

・ストーマと皮膚の縫合部の状態

装具を除去したときにストーマ粘膜と皮膚の縫合部の離開，出血の有無を観察する．ストーマ脱落を予防するための再縫合が必要な場合と保存的に治療する場合とがある．

・ストーマ周囲皮膚

ストーマ周囲皮膚の発赤，発疹，びらん，潰瘍，掻痒感，疼痛の有無を観察する．ストーマ周囲炎には，①排泄物が皮膚に付着して，その刺激によって生じるもの，②ストーマ装具

を装着することによって生じるもの，③感染によるもの，④全身疾患の症状として出現するものがある．ストーマ周囲皮膚炎の予防が重要であるが，すでに皮膚障害が生じている場合はその原因を知り，早急に適切な対策をとる必要がある．特に①②の場合は，そのオストメイトに適した装具の選択と正しいストーマケアを行うことで解決する．

表4-7 ストーマの合併症

	合併症	原因および誘因	観察点	対策
早期合併症	壊死（血流障害）	ストーマを造設する腸辺縁血管の血流障害	ストーマの色が黒く変化する	①ストーマが壊死し，脱落するような場合は再造設を行う ②部分的な壊死の場合，再造設は必要ないが，ストーマの変形が起こる可能性がある
	出血	①ストーマ造設中の不十分な止血 ②ストーマ粘膜への刺激による出血	①ストーマと皮膚の縫合部から出血する ②ストーマ粘膜から出血する	①出血部位を縫合し，止血する ②装具交換時のストーマ周囲皮膚の清拭はやさしく行う ③ストーマ粘膜の出血部位を圧迫し止血する
	脱落（接合部の離開）	ストーマの壊死，感染などさまざまな原因で起こる	①ストーマが陥没している ②離開している部分が感染しているかどうか	①凸面構造の装具を使用する ②排泄物による感染を予防する ・毎日創部の洗浄と装具の交換を行う ・パウダー状の皮膚保護剤や創傷ドレッシング材を使用して離開部をカバーする
晩期合併症	腸管の脱出	腹壁の切開孔が大きすぎると生じる特に双孔式ストーマの肛門側に起こりやすい	ストーマが脱出している	①装具交換時に手指で修復できれば，経過を観察する ②ストーマ粘膜を傷つけないような柔らかい皮膚保護剤付きの装具を選択する ③高度の脱出の場合は再造設を行う
	ストーマ旁ヘルニア	腹壁の切開孔が大きすぎると生じる	ストーマ周囲の腹壁が盛り上がっている	①ストーマの機能や装具の装着に問題がなければ，経過を観察する ②軽度の場合，ヘルニア部分を圧迫するベルトを使用する ③高度のヘルニアで装具の装着に支障が生じる場合，ストーマの再造設を行う
	ストーマ周囲の皮膚障害	①排泄物が皮膚に付着することによって生じる ②皮膚保護剤によって生じる	①排泄物が付着した部分の皮膚が発赤している ②皮膚保護剤を貼用した部分だけが発赤している	①適切なストーマケアを行う（より耐久性のある装具に変更したり，交換日を早める） ②アレルギー反応のない皮膚保護剤に変更する

第4章 人工肛門造設術を受ける患者の看護

149

❷ ストーマのセルフケア

　術前に十分な説明を受け，ストーマ造設を納得して手術に挑んだ患者であっても，術後はストーマ造設の現実に直面し，新たな衝撃を受ける．緊急手術などで術前の説明がなかった場合，ストーマの受容はさらに困難となる．患者の言動を観察し，ストーマの受容程度に応じた指導が必要である．セルフケアの第一歩は看護師が確実な手技でセルフケアに臨むことである（皮膚障害を起こさない，漏らさない，臭気に注意する）．そのケアを体験することで，円滑なセルフケア導入となる．さらに患者は身体的，精神的準備状態を高め，学習の必要性を自覚できる．

　排便法には，ストーマからの自然な排便の「自然排便法」とストーマから人為的に排便させる「灌注排便法（洗腸法）」がある．患者の年齢，全身状態，皮膚の状態，セルフケア能力，ライフスタイルなどを考慮して，排便法を選択すればよいが，先に自然排便法を習得することが望ましい．

> **PLUS ONE**
>
> **人工肛門をつくったことによる心身の変化と生活への影響**
>
> 　大腸癌により人工肛門をつくったことで，以下のような心身の変化と生活への影響が考えられます．
> 　看護師は，一部分をみるのではなく，影響し合っている全体をとらえてケアしていく必要があります．
>
>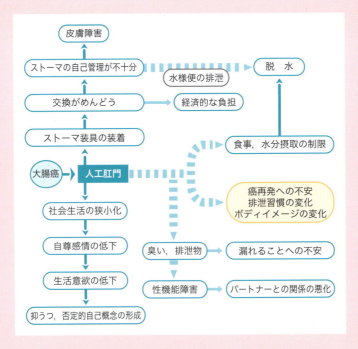

(1) 自然排便法

A セルフケア確立のためのアセスメント

- ・基礎的情報：年齢，性別，学歴，職業，生活家庭環境（キーパーソンの存在），経済状況
- ・フィジカルアセスメント：視力，聴力，手指巧緻性，精神状況，理解力，行動力
- ・治療に関する情報：疾患と進行度，術式，既往，治療の予定，医師からの説明の理解

B セルフケアのゴールの設定

　セルフケア可能か否かを年齢や既往（認知症など）で決めず，対象者のセルフケア能力をアセスメントしゴールの設定を行う．対象者により家族（キーパーソン）や訪問看護師の連携が必要である．

- ・ゴール1：ストーマのセルフケアがすべて行える．
- ・ゴール2：介助を受けながら装具交換が行える．
- ・ゴール3：排泄物の破棄のみ行える．

C セルフケア開始の時期

- ・ストーマ周囲皮膚に治療が必要な合併症がない．
- ・トイレ歩行が可能．
- ・患者自身がストーマをみることができる．
- ・ストーマは創ではなく排泄口であることが理解できている．
- ＊ただし，この条件がすべてそろわないとセルフケアを始められないわけではなく段階的に指導を進めていく．

D セルフケア指導の進め方

- ・第1段階：看護師が説明をしながらケアを行う．患者は見学
- ・第2段階：看護師の援助を受けながら，できるところは患者自身が行う．
- ・第3段階：すべてを患者が行う．看護師は見守る．

E セルフケア指導を行ううえでの注意

①セルフケア開始までは漏らさず短時間で行う，難しい手技でないことを強調する．
②具体的な行動目標と目標達成時期を設定（例）する．

- ・ストーマを直視することができる．
- ・ストーマに触れることができる．
- ・ストーマ袋から便の廃棄ができる．
- ・ストーマ周囲の皮膚の洗浄ができる．
- ・ストーマサイズに合わせた，面板（皮膚保護剤）のカットができる．
- ・使用した面板の溶けやふやけから交換間隔を想定できる．　など

③ストーマに対するマイナスイメージとなるような言葉や態度に注意する．
④できないことを責めず，できたことをほめる．

第4章　人工肛門造設術を受ける患者の看護

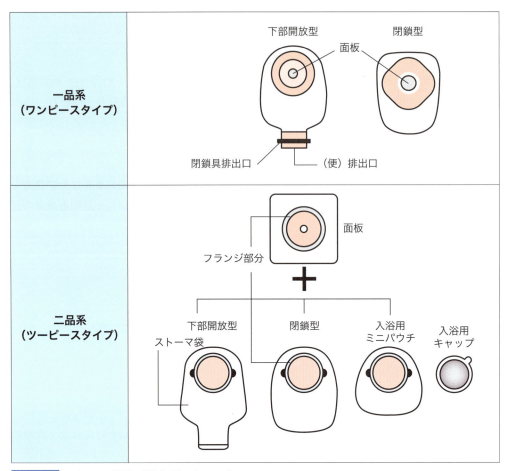

図 4-16 ストーマ装具（消化器ストーマ）

⑤患者のペースに合った指導を行う．
⑥シンプルなケアを目指す．

F 基本的なストーマケア

患者は，看護師の言動を常に観察している．特に，初回の排便処理時は，顔を背けたり，ためらったりしていないかなどをよく観察していることが多い．

以前は，患者のストーマや便への拒絶感を与えないようにと，便の処理なども看護師は素手で行っていた．しかし現在では，感染予防対策としてグローブを着用している．患者にも，人体からの滲出液，排泄物の取り扱いには，グローブの着用を徹底していることを示す．以下，ストーマ装具交換について示す．

a. ストーマの観察
「ストーマ合併症」の「ストーマの観察」の項（p.148）参照

b. 必要物品
・ストーマ装具（皮膚保護剤付きの面板，ストーマ袋）（図 4-16）
・ビニール袋

・ガーゼまたはティッシュペーパー

・洗面器に微温湯，石鹸（ボディソープなど）

・はさみとボールペン

c. 装具交換の手順

①必要物品の準備

②優しく丁寧に装具を外す：皮膚を押すようにして優しくはがす．そのとき無理にはがさず微温湯などで，面板を濡らしながらはがす．また，専用の剥離剤を使用してもよい．

③はがした面板の裏を観察する：皮膚との接着面を見て，溶けている範囲や白くふやけている範囲，便のもぐりこみの有無を観察し，装具交換の程度や状況に応じて交換時期や補強に関するアセスメントを行う（溶け幅は 0.5 ～ 1cm 未満が交換の適正時期とされる）．

④ストーマ周囲皮膚のスキンケアを行う：ストーマに付着している便をふき取り，石鹸（またはボディソープなど）を十分に泡立て皮膚に泡をのせる．少し時間をおき，汚れを浮かせやすくした後，ストーマ外側から内側に向かって汚れと石鹸分が落ちるまで数回繰り返す．余分な水分をふき取る．

⑤ストーマとストーマ周囲の観察を行う．

⑥ストーマサイズの計測を行う．

⑦面板をストーマサイズより少し大きめに切る（術後は浮腫があるため，ストーマを傷つけないよう 5mm 程度大きめにカットし，浮腫が落ち着けば 2 ～ 3mm 程度大きめにカットする）．

⑧ストーマ周囲の皮膚にしわやくぼみがある場合は練り状皮膚保護剤などで補正する．

⑨装具を装着する（術直後は，浮腫のため面板を大きめにカットしているため，ストーマと面板の間の皮膚を便から保護するために粉状皮膚保護剤などを用いて隙間を埋める）．

⑩装具を貼付する向きは離床に合わせて決定する（臥床期間中は体軸に対して垂直，活動範囲が広がってきたら体軸に対し平行に貼る）．

⑪排出口をクリップまたは輪ゴムで閉じる．

⑫片づけを行う．

d. その他

・交換の時刻：便の排泄が予測される時間帯を避ける．通常，術後 2 週間は水様便が 1 日に何回も排泄されるが，次第に軟便となり排泄回数も減ってくる．

・交換日の設定：皮膚保護剤の耐久性は，ストーマのタイプや周囲皮膚の状況，ストーマサイズにより異なるため，交換時にアセスメントする．

▶ p.172 ■動画 ②ストーマ装具交換（手術後／一品系装具）

3　術後の患者理解と看護

（2）灌注排便法

灌注排便法とは，ストーマから500〜1,000mLの微温湯を注入し，腸蠕動を起こすことによって強制的に排便を促し，24〜48時間程度排便のない時間をつくる方法をいう．

ただし，実施にあたっては適応条件（表4-8）があるため必ず医師の許可を得ることが必要である．

実施の時間帯は，患者のライフスタイルに合わせればよいが，身体の影響という面から食後1〜2時間の時間帯は避けるようにし，表4-9に示した手順に沿って灌注排便法を行い，以下に示した項目について観察する．

・自覚症状（気分不快，強度の腹満感，腹痛）

表 4-8 灌注排便法（irrigation）

適応
1. 下行結腸・S状結腸ストーマであること
2. 以下の条件を満たしていることが必要である
   ・全身状態がよい人
   ・灌注排便法の負担に耐えうる体力のある人
   ・残っている大腸に炎症（放射線腸炎を含む）がない人
   ・灌注排便法を行う場所と家族の協力が得られる人
   ・重症のストーマ合併症がない人
   ・社会的適応の面から灌注排便法のほうが望ましい人

利点と欠点
1. 利点
   ・排便を24〜48時間に1回にコントロールできる
   ・排ガス，便秘，便臭の予防ができる
   ・装具装着による身体的，精神的，社会的問題が減少する（装具による皮膚障害の減少，活動範囲の拡大，経済的負担の減少）
2. 欠点
   ・手技をマスターする必要がある
   ・実施に時間がかかる（1分間100mLで，注入する．6〜7分間で600〜700mL注入し，1,000mL以上は注入しない．便と温湯の完全な排出までに約1時間かかる）
   ・下痢のときには効果がない
   ・トイレの設備や家族の理解と協力が必要である
   ・適応が限られている

灌注排便開始時期の判断
   ・身の回りのことが自分でできる
   ・体力が回復している
   ・1時間程度座位になれる
   ・自然排便法をマスターしている
   ・灌注排便法を受容している

- 他覚症状（顔色，冷汗）
- 注入速度が適切か
- 排便の性状と量（注入した量以上に排泄されているか）
- 灌注終了後，次の排便までの時間
- 灌注に対する患者の反応
- 手技上の問題点およびセルフケアの達成度

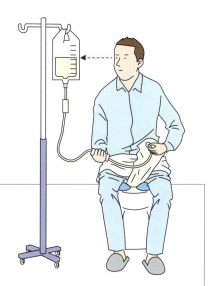

表 4-9 灌注排便法の実際

必要物品

灌注セット（数社から発売されている）
36 ～ 38℃の微温湯 600 ～ 800mL，温度計，時計，
バスタオル，ティッシュペーパー，
灌注バッグをかけるためのスタンド

手順

1. 必要物品の準備をする
2. 灌注バッグに微温湯を入れる
3. 灌注バッグを目の高さに吊るす
4. 灌注用の袋（灌注スリーブ）をフェースプレートに貼る
5. フェースプレートをベルトで固定する
6. 灌注バッグのチューブ内に微温湯を注入して，中の空気を抜いておく
7. ストッパーをストーマにあて，1分間に 100 ～ 200mL の微温湯を注入する
8. 600 ～ 800mL の微温湯が注入されたら，そのまま約 5 分間待つ
9. ストッパーをはずして便を排泄する
10. 排便の最後に淡黄色の粘液（後便）が排泄されたら，灌注を終了する
11. ストーマ周囲を清拭する
12. 後片づけをする

❸ 退院に向けての看護

（1）退院後の生活上の注意

➡️食事

　特別に食事を制限する必要はない．ただしガスや臭いの原因になりやすい食べものもあるので，表4-10 を参考に指導する．

➡️排泄

・排泄の変更に伴い，排便・排ガスのコントロールができないことを再度説明する．
・食事や体調，環境などで便の性状が変化することを説明する．
・便秘や下痢が続くときは，医師または看護師に相談するように指導する．
・臭いが気になるようであれば，消臭剤や消臭効果のある装具カバーなどを紹介する．

➡️入浴

・ストーマ袋を装着したまま入浴が可能であるが，公衆浴場や温泉を利用する際に，装着してもかさばらず目立たないミニパウチや入浴用キャップがあることを説明する．
・入浴の際は，ストーマ袋内の排泄物を除去して入浴することを指導する．
・排ガス用のフィルターが付いている装具はフィルター部分をテープで覆って入浴する．
・入浴により装具の耐久性は多少悪くなる可能性があることを説明し，ビニールテープや防水テープなどで装具の周囲を補強する方法を指導する．
・交換した使用済み装具は，マナーを守って廃棄する（廃棄方法参照）．
・ストーマ周囲は身体と同様なので石鹸でこすって洗ってもよいが，ストーマ自体は粘膜のため傷つきやすいので，あまり強くこすったりしないように指導する．

➡️運動やスポーツ

・運動の開始時期に関しては，医師とも十分相談したうえで決定する．
・軽い運動は特に制限はない．
・ストーマが擦れたり，圧迫されたり，腹圧の強くかかるスポーツ，たとえばレスリング，相撲，重量挙げなどは避けたほうがよい．

表4-10 生活に役立つ食物に関する知識

消化しにくいもの	海藻類，貝類，きのこ類，とうもろこし，ごぼう，れんこん，たけのこ
下痢を起こしやすいもの	冷たい飲み物，ビール，アイスクリーム，生卵，生の果物
ガスを発生しやすいもの	炭酸飲料，ビール，カニ，エビ，豆類，山芋類，さつまいも，ごぼう 話しながら食べない，空気を吸い込むような食べ方は避けるなど，食べ方の工夫も併せて行う
悪臭を発生させるもの	にんにく，ニラ，ねぎ類，アスパラガス，チーズ，貝類
消臭作用のあるもの	ヨーグルト，クランベリージュース，パセリ，レモン

- スポーツにより発汗したり，水泳などにより装具の耐久性に影響を及ぼすため，水泳などでは予備の装具を用意しておくとよい．
- 散歩や買い物などの日常生活においても身体を動かすことを勧める．

衣服

- 基本的にはストーマの上をきつく締めることさえしなければ，何を着ても大丈夫である．
- ゆったりとした服装は，ストーマ装具の膨らみを隠すことができることを説明する．
- ベルトラインにストーマがある場合は，ベルトよりもサスペンダーなどの活用を勧める．
- 発汗の多い時期は，装具カバーなどの工夫を勧める．

通学または通勤

- 体力の回復とストーマのセルフケアが確立したら，医師に相談し通学あるいは通勤が可能になる．
- 腹圧が過剰にかかるような運動や重労働は避けるように指導する．
- 学校や職場に予備の装具を備えておくと，万が一，便が漏れた場合交換できることを説明する．

旅行

- 予備の装具を数セット準備しておくとよい．飛行機では手荷物に1セット準備しておく．
- 公衆浴場などでは，必ず装具を装着して入浴する（入浴の項を参照）．
- 海外旅行で灌注排便法を行う場合は，感染予防のためにも飲料水に適している水の確認をしてから行うように指導する．ミネラルウォーターの使用も考慮するように勧める．
- 機内の座席の位置を希望する（トイレ近く，足が伸ばせる座席に）．
- 旅行先でのトラブルに対応するために，自分の装具の種類（会社名，商品名，サイズなど）や日本オストミー協会の連絡先を控えておくとよい．
- 長期の滞在や海外旅行の場合は旅行先での装具の購入方法を確かめておく必要がある．

性生活

　患者の不安にも優先順位があり，優先順位が高いものは，やはり生命に直結しているものである．

　しかし，セルフケアができるようになり，退院が決定した患者は，今まであまり不安を感じなかったことにも気持ちが向いてくるので，優先順位の低いものについても考えるようになってくる．性生活についての不安はその代表的なものといえよう．

　不安を口に出す人もいれば，口に出すことではないと思い込み，パートナーとも相談できずに1人で考え込んでしまう人もいるので，患者のプライバシーが確保できる場所で，できれば同性の看護師が尋ね，問題が生じていれば対応する．退院後，落ち着いてから性生活について相談をしてくる人も多くみられる．

　看護師は以下のことについて，配偶者やパートナーもできれば同席してもらい，誠実な態度で話し合うことが重要である．

・ミニパウチや装具カバーの使用，また下着の工夫など，性生活に関してストーマ袋を隠す方法や安全を保つための方法について指導する．
・女性が広範囲な直腸切除術を受けた場合，膣の潤滑を調整する副交感神経を障害することがあるので，人工の潤滑剤などを使用する必要が生じることを説明する．
・男性が広範囲な直腸切除術を受けた場合，交感神経を障害することがあり，勃起と射精障害が起こる可能性があることを説明する．治療には，機能（心因）性の障害か，器質性の障害かを明らかにしたうえで治療法が選択される（表4-11）．
・性的興奮やオルガズムを失う可能性は精神面からくるものであることを説明し，性的興奮とオルガズムは，陰部神経によって調節されているため変わらないことを説明する．
・性交の代替法を検討する．
・患者と配偶者あるいはパートナーは，性的関係に影響を与える否定的な感情や不安を抱くかもしれないが，開放的に自由に気持ちを話し合うことで，その否定的な感情や不安が変化する可能性があることを説明する．
・ストーマとストーマ袋は全体的なボディイメージと性的魅力の感情に影響を与えるが，ストーマ袋は安全に覆い，漏れを防ぐとともに，セクシュアリティに目を向けさせ，ストーマやストーマ袋にとらわれすぎないようにと説明する．
・性的欲求とは別に，親密さ，情緒的つながりが，人間にとって必要であることを説明する．そしてそれは性行動以外での深い愛情と情愛で接触する方法で満たすことができることを説明する．
・妊娠出産は可能であるが，必ず医師または看護師に相談するように説明する．

（2）ストーマ用品の管理方法

▶入手方法

・ストーマ用品は，介護福祉用品や医療福祉機器取り扱い店など限られた店舗でのみの取り扱いになるため，装具取扱店を紹介する．
・身体障害者手帳で装具の交付を受ける場合は，指定業者が手続きの窓口となるため，指定業者リストから業者を選び，書類手続きにより装具の支給を受ける．
・退院直後は，ストーマサイズやその他の状況から装具が変更となる場合があるため，慣れないうちは，交付券利用の場合は2カ月ごと，現金購入の場合は10枚単位の最小購入量とするよう説明する．

表4-11 男性オストメイトの性機能障害の治療法

機能（心因）性	器質性
カウンセリング 陰茎海綿体内注射 体外補助器具の使用	薬物療法 陰茎海綿体内注射 体外補助器具の使用 陰茎プロステーシス挿入手術

管理方法

・ストーマ用品には使用期限（2〜3年は保存可能）があるため，購入時には製造年月日や使用期限を確認し，先に購入したものから使用するよう説明する．
・保管は，直射日光の当たらない比較的気温変化の少ない場所にするよう説明する．

廃棄方法

・使用後のストーマ装具は，ストーマ袋内の排泄物を便槽に処理してから廃棄することがマナーである．ごみの分別の種類は，自治体の食品用ラップ類の処理方法に準ずる．可燃ごみの場合は，一度紙類で包んでから廃棄し，不燃ごみの場合は，不透明や色のついたビニール袋に入れて廃棄処理するように説明する．
・自宅のトイレに蓋付きのごみ箱を準備し，ごみ回収日までの保管に備える．

(3) 災害時の対応

災害はいつ起こるかわからない．いざという時にストーマ保有者が困らないように，災害に対する心構えや準備が必要である．ストーマ保有者にとって，命の次に重要かつ必需品は，ストーマ装具であるともいわれている．

災害への備え

・1カ月分のストーマ装具を備蓄し，非常用持ち出し袋などに2週間分程度の装具（避難所での交換の手間を省くため，面板はストーマサイズにカットしておく）やケア用品（補正用皮膚保護剤，消臭剤，水が使えなくても対応できるようにノンアルコールのウェットティッシュや水のいらない洗浄剤，ごみ袋，ハサミなど）を準備し，1年に一度は点検し，新しい装具と交換する．
・自宅だけではなく，職場や親戚など複数の場所に備蓄させてもらうよう説明する．
・使用装具の製品番号，製品名，サイズなどの情報，ストーマ用品を入手する際に必要な連絡先（手術をした病院，販売店の電話番号や住所など），各県のオストミー協会支部の連絡先や身体障害者手帳番号を記載したメモを一緒に準備しておく．
・避難所などでは交換できる場所を確保できない，いつも使用しているストーマ用品が入手できないなど，環境が整わない状況下での応急的なケアについて説明しておく．
・灌注排便法で管理しているストーマ保有者は，場所や水の確保が困難なときには自然排便法に変更しなければならないことを説明し，災害用ストーマ用品の備蓄と使用方法を指導する．

支援体制

・ストーマ用品を持ち出せなかった場合は，販売店，病院，市町村などでストーマ用品の支援物質を受け取ることができるため，問い合わせができるよう連絡先（各県のオストミー協会支部など）や製品名を記載したメモを身近に準備しておくとよい．
・避難所生活をすることになった場合は，ストーマを保有していることを医療者に伝えること，また，被災者は全国のストーマ外来を受診できるようになっていることを説明する．

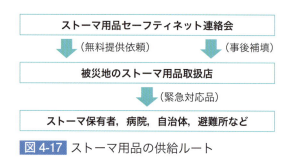

図 4-17 ストーマ用品の供給ルート

◆ **緊急時ストーマ用品無料提供**

・ストーマ用品セーフティーネット連絡会から，緊急時（災害発生から約 1 ヵ月間）にはストーマ用品が無料提供される（図 4-17）．

*ストーマ用品セーフティネット連絡会
日本国内のストーマ用品メーカーによって結成された団体
災害発生時等の緊急時にストーマ用品を入手できずに困っているストーマ保有者のために，ストーマ用品を確保，無料提供する目的で対応を行う．

・無料提供するのは，ストーマ用品セーフティネット連絡会会員が販売しているストーマ用品全般（ただし，在庫状況による）．

提供対象者は，災害救助法適用の市町村内被災ストーマ保有者で，家屋の倒壊などによりストーマ用品の持ち出しや入手が困難なストーマ保有者，ならびに入手が困難な避難所，病院などの施設で，販売店，病院，市区町村などでストーマ用品の支援物資を受け取ることができる．

(4) 患者会

全国的な規模の患者会として日本オストミー協会があり，オストメイトの一員である患者の社会復帰をサポートする場として，親睦旅行や勉強会，会報を発行するなどの活動をしている．オストメイトが患者会に入るかどうかは本人の自由であるが，少なくともこのような会の存在と連絡先について紹介する．各都道府県に支部があるので，本部に問い合わせて最寄りの支部を紹介してもらうとよい．その他に病院または地域が主体となった患者会もある．

*公益社団法人日本オストミー協会（JOA）
〒 124-0023
東京都葛飾区東新小岩 1-1-1 トラスト新小岩 901 号
TEL：03-5670-7681　FAX：03-5670-7682

(5) 社会保障制度の活用

福祉制度の説明とサービス内容の説明を行い，サービスを利用することを勧め，相談窓口の紹介をする（病院内の医療相談室，または居住している地域の役所の福祉課）．

(6) 定期受診とストーマ外来

定期受診，服薬の継続の重要性，必要性を説明し，長く続く便秘や下痢，または排ガスがないとき，腹痛や腹部膨満感があるときは，受診するように説明する．

ストーマ外来は，個々のオストメイトに対するリハビリテーションの援助を行う専門外来である．

最近では皮膚・排泄ケア認定看護師やETナースが常勤するストーマ外来も増加している．ストーマの異常やストーマ周囲皮膚の皮膚障害などストーマに関する相談がある場合は連絡するよう指導する．

❹ 社会資源の活用

(1) 身体障害者手帳の交付

オストメイトは，国の障害認定を受けることにより身体障害者手帳が交付されるので，市区町村役所の申請窓口で申請を行うよう勧める．

➡身体障害者手帳の申請・交付

認定対象：障害認定の対象となるストーマは，排尿・排便のための機能を持ち永久的に造設されたものに限られる．

申請時期：ストーマ造設の場合は，ストーマ造設直後から申請を受け付ける（平成15年4月1日付け　身体障害者認定基準改正による）．

申請窓口：住所地の地区の福祉事務所・市区町村役所の保健福祉課など

申請手続①申請窓口で，身体障害者手帳申請用紙および診断・意見用紙を受け取り，指定医の病院・氏名を確認する．

②上記の指定医に診断・意見書を作成してもらう．

③身体障害者手帳申請用紙に必要事項を記入し，診断書・意見書および上半身撮影の写真（ヨコ3cm×タテ4cm）2枚を添えて申請窓口へ提出する．印鑑を持参する．

認定交付：申請に基づいて障害程度が認定されると，申請窓口から障害名と障害程度の等級を記載した身体障害者手帳が交付される．

＊オストメイトの障害程度の等級には1級・3級・4級の3種類があり，障害程度に応じて等級判定が行われる．例えば，腸管のストーマ（人工肛門）または尿路変更ストーマ（人工膀胱）のみの場合は，4級の認定となり，ダブルストーマ（人工肛門と人工膀胱の2つを併せ持つ）の場合は3級の認定となる．

＊ストーマ造設のほかに，排便処理または排尿処理が著しく困難な状態（例：ストーマの著しい変形またはストーマ周囲の著しいびらんのあるもの)の合併がある場合は，ストーマ造設後6カ月経過後に再申請をして上位等級に再認定される．

（2）ストーマ装具（日常生活用具）給付

　身体障害者手帳の交付を受けたオストメイトは，ストーマ用装具の給付を受けることができるので，装具を購入できる交付券の申請も行うとよい．交付券による限度額は一般に蓄便袋が8,858円／月，蓄尿袋が11,639円／月（2019年6月現在）で，ストーマが複数ある場合は，その数で給付される．また，限度額を超えた場合は自己負担となる場合が多い．給付に際しては通常は購入の1割自己負担が一般的であるが，市区町村によって限度額や利用者負担が異なる場合があるため，詳しくは，地域の福祉事務所で尋ねてみるとよい．

　＊所得が一定額以上の場合は，給付は受け取れない．

➡ ストーマ装具（日常生活用具）給付の申請手順

①市区町村の福祉事務所で給付申請書を入手して記入する（必要なもの；身体障害者手帳，印鑑，源泉徴収票または確定申告の写し，マイナンバー（個人番号）の記載された書類等，指定業者名）．

　＊自治体によっては一部不要な書類もあるため，必ず交付を受ける福祉事務所に問い合わせる．

②指定業者に見積書発行を依頼し，福祉担当窓口に提出する（福祉事務所から直接業者に見積依頼するところもあるので，事前に確認する）．

③ストーマ補装具交付券（2カ月分一括，4～6カ月分）を受け取り，指定業者でストーマ用品と引き換え，自己負担額を支払う．

（3）医療費控除

　医療費と実費で購入したストーマ用装具の費用が年額で10万円を超えた分に関して，ストーマ装具使用証明書を医師に作成してもらい，確定申告時に添付し領収書とともに申告すると，所得税額から医療費控除が受けられる．

（4）その他

　ストーマ造設の身体障害者に対して，国から障害年金が支給される場合がある．障害年金は，身体障害者手帳と関係なく給与とも別で日本年金機構または市区町村から支給される．障害年金には，障害基礎年金と障害厚生年金がある．なお，障害年金のほかに，老齢高齢年金など他の年金を受ける権利が生じた場合は，どちらか一方を選択することになる．また，税金では障害者控除（所得税・住民税），相続税控除，自動車税控除などがある．

　交通・運賃割引などについては，JRや国内航空運賃の割引がある．その他にも，公営交通無料パスが発行され，民営バスでも割引を受けられる．駐車禁止の指定解除や自動車運転免許取得費用の補助があり，タクシー運賃の割引も受けられる．

　その他にもさまざまなサービスを受けられるが，サービスの内容は自治体によっても違いがあるので，詳細は病院の医療相談室や居住地域の役所の福祉課に問い合わせるとよい．

4 看護過程の展開

OBJECTIVE
Miles 術を受けた患者の看護過程から術後の看護が理解できる

① 事例

患者：A さん，50 歳，男性

診断名：直腸癌

主訴：めまい，ふらつき，下痢（1 日 5 〜 6 回・黒色便〜血便），体重減少（半年間で 5 〜 6kg）

既往歴：胃潰瘍（保存的治療 45 歳）

身長・体重：170cm，53kg（BMI 18.3）

家族構成：妻（48 歳），娘（20 歳，大学生），息子（15 歳，中学生）との 4 人家族

職業：会社員（営業職）

性格：几帳面，自分で決めたことは曲げない（妻より）

嗜好：喫煙（10 本 / 日× 30 年），飲酒 （ビール中瓶 2 本 / 日程度）

入院までの経過：

　半年ほど前から食欲低下，体重減少（5 〜 6kg）がみられ，ここ 1 〜 2 カ月は排便時に血液混入（ときどき鮮血）や黒色便などがみられるようになり，めまいやふらつきが起こり外来を受診した．外来で精査したところ，肛門から約 4cm の位置に 3 型（潰瘍湿潤型）の直腸癌を認めた．

　医師から A さんと妻に対し，直腸癌であり腹会陰式直腸切断術（Miles 術）と人工肛門（ストーマ）造設が必要であると説明があり，手術目的で入院することになった．

A さんの検査データ（入院時）

RBC	$319×10^4/\mu L$	Alb	3.4 g/dL	GOT	20 IU/L
Hb	8.2 g/dL	Na	137 mEq/dL	GPT	12 IU/L
Ht	25.90%	K	4.5 mEq/dL	BUN	15 mg/dL
PLT	$11.5×10^4/\mu L$	Cl	100 mEq/dL	% VC（%肺活量）	102%
WBC	$6,000/\mu L$	Bs	88 g/dL	% $FEV_{1.0}$（1 秒率）	78%
TP	6.8 g/dL	CRP	0.6 mg/L		

手術の概要：入院 3 日目に腹会陰式直腸切断術（Miles 術）と人工肛門（ストーマ）造設術が施行された．リンパ節や肝臓への転移，腹膜播種や近接臓器への浸潤は認めなかった．手術時間は 6 時間，出血量は 1,000mL，輸血量 400mL であった．

❷ アセスメント

(1) 生理的様式

呼吸：呼吸機能検査の結果は特に問題はないが，喫煙指数が（10 本／日×30 年＝300）と高く，入院前日まで喫煙していた．全身麻酔は呼吸抑制が起こる可能性と，気管内挿管，吸入麻酔薬の刺激によって気道内分泌物が増加する．喫煙は煙に含まれるニコチンやタールなどによって，気管支の繊毛運動の低下や分泌物の粘稠度を高め喀痰喀出を妨げることから術後呼吸器合併症を起こす可能性がある．

循環：血圧，胸部 X 線撮影，心電図いずれも問題なし．

　　　貧血・止血機能：術前から貧血症状が出現していたことや，術中 1,000mL の出血があったことから，後出血に十分注意が必要である．

栄養：身長 170cm・53kg（BMI 18.3）とやせの分類である．体重減少（半年間で 5 〜 6kg），TP 6.8 g/dL，Alb 3.4g/dL とあまりよい状態ではない．また，貧血（Hb 8.2g/dL）もある．大腸は解剖学的に腸壁が薄く，血管の分布がまばらであることから，循環障害を起こしやすい．さらに Miles 術の会陰創は，体位による圧迫や皮膚の伸展を受けやすいため，栄養状態や貧血状態であると術後の縫合不全や感染症などの合併症を招きやすい．

排泄：下痢（1 日 5 〜 7 回・黒色便〜血便）

　　　人工肛門を造設することで，排泄経路の変更を余儀なくされ，今までの排泄習慣とは違った習慣を習得しなければならないため，心理的調整が必要である．腎機能は問題なし．

運動・感覚機能：問題なし

活動と休息：睡眠状態は良好で熟睡感あり，生活行動自立．

保護：皮膚疾患なし，アレルギーなし．

神経学的機能：問題なし

内分泌機能：問題なし

(2) 自己概念様式

性格：几帳面で自分で決めたことは曲げない性格なので，セルフケアに向けての指導にその性格特性を生かすような指導を行う．

　　　疾患やストーマに対する理解：医師から A さんと妻に対し，直腸癌であり腹会陰式直腸切断術（Miles 術）と人工肛門（ストーマ）造設が必要であると説明されている．入院時，A さんから「癌だなんて信じられない」，「頭では理解しているつもりだけれど…，人工肛門をつくって臭いとか，漏れたりはしないんだろうか」「仕事ができるんだろうか」「（ストーマ装具をみて）こんなものを一生つけていかなければならないのか」といった言葉が聞かれた．

　　　癌という疾患に対し，信じたくないという気持と，手術をしてストーマを造設しなければならないことは理解しているが，排泄経路の変更，術後の生活などについて不安を高めている．ストーマ造設による，自己概念の変調をきたしやすい．

(3) 役割機能様式
一次的役割：50歳，男性，壮年期
二次的役割：父親，夫

(4) 相互依存様式
　重要他者は妻である．妻は毎日面会に来ており，またストーマサイトマーキングに立ち会い，服装やストーマ装具に関する質問を行うなど関心をもっている．これらのことから，妻は十分に支えとなることができると思われる．

❸ 術後の看護診断

　以上のアセスメントおよび，直腸癌・全身麻酔下で腹会陰式直腸切断術を受けた患者Aさんに考えられる術後の看護上の課題（黄色部分）を以下にあげる（図4-18）．

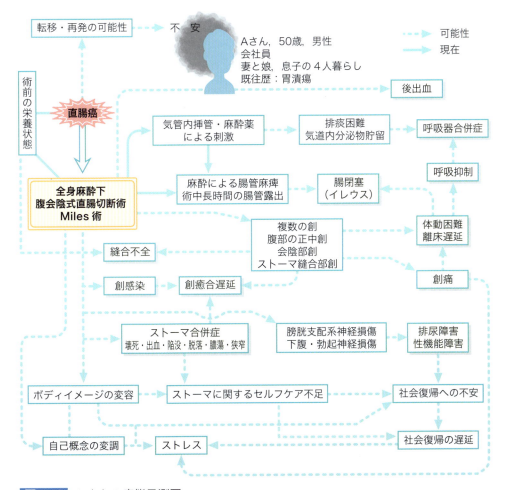

図4-18　Aさんの病態予測図

4　看護過程の展開

【看護診断】

#1　骨盤腔内での広範囲な手術操作に起因する術後出血のリスク

#2　喫煙，挿管による全身麻酔に起因する呼吸器合併症のリスク

#3　骨盤腔内での広範囲な手術操作に起因する創痛のリスク

#4　全身麻酔，手術操作，体動不活発に起因する腸閉塞やイレウス（腸管麻痺）のリスク

#5　骨盤腔内での広範囲な手術操作に起因する感染（骨盤腔内感染）のリスク

#6　手術に起因する縫合不全のリスク

#7　手術に起因するストーマ合併症（早期合併症：出血・壊死・脱落・陥没・ストーマ周囲膿瘍）のリスク

#8　手術に起因する骨盤内操作による排尿障害

#9　手術に起因する骨盤内操作による性機能障害

#10　手術に起因する排便機能の変更に関連した自己概念の変調

#11　転移・再発の可能性による退院後の予期的不安

❹ 解決目標・具体策

　短期目標：術後合併症が起こらず順調に離床できる.

　　　　　　ストーマ造設に伴うさまざまな状況を受容できる.

　長期目標：術後順調に回復し，社会復帰できる.

　　　　　　セルフケアができ自己尊重が保たれる.

　それぞれの看護診断（#1，#3〜5，#7〜8，#10）に対する解決目標・具体策は次のとおりである（表4-12）.

表4-12 解決目標・具体策

OP：observation plan（観察）
TP：treatment plan（看護処置，ケア）
EP：education plan（教育）

看護診断
#1　骨盤腔内での広範囲な手術操作に起因する後出血のリスク

解決目標

＊出血の早期発見ができ，ショック状態にならない
＊ドレーンからの排液が正常な経過をたどることができる

具体策

OP：
　　以下のことを観察しアセスメントする
　　・バイタルサインと全身状態
　　　（急激な血圧低下，頻脈，顔面蒼白，冷汗，チアノーゼ，意識低下など）
　　・創部，ドレーンからの出血量と性状，経時的変化
　　・ドレーンの固定状態，屈曲，閉塞，逸脱の有無

- ・水分出納バランスチェック
- ・血液データ（RBC，Hb，Ht，Plt）

TP：
- ・体動に伴う抜去を防止するため，各種ドレーンの固定を確実に行う
- ・ドレーンの屈曲，閉鎖に注意し観察時ミルキングを行う
- ・指示された酸素，輸液量が正確に施行されているか確認し施行する
- ・創部またはドレーンからの排液が血性に変化したり，出血量が急激に増加（100mL/h以上）した場合は後出血を疑い，循環動態への影響を直ちにアセスメントし，医師に報告する
- ・体位変換や移動時は，急激な体動を避け，ゆっくり行う

EP：
- ・患者や家族の不安を考慮し，現状と今後の予定あるいは，処置についての説明を行う
- ・患者の状態が安定し落ち着いたら，医師からの説明が受けられるようにセッティングする

評価

術後のバイタルサインは安定．術直後は骨盤腔内ドレーンから淡血性の排液を認めたが，術後3日目には漿液性となり排液量も減少したため，術後5日目でドレーンが抜去された．血液データ（RBC，Hb，Ht，Plt）も著明な変化を認めなかった．

＃3　骨盤腔内での広範囲な手術操作に起因する創痛のリスク

解決目標
＊創痛の増強要因と緩和方法について理解できる
＊創痛を緩和する方法を実施できる

具体策

OP：
以下のことを観察しアセスメントする
- ・バイタルサイン（血圧の変動，頻脈，頻呼吸に注意）
- ・痛みの部位，強さ，頻度，継続時間
- ・Aさんの訴え，苦痛様表情
- ・疼痛関連因子（精神面：不安，恐怖，いらだち，環境面：寝衣やシーツのしわ，ルート類が体の下になっていないか，騒音）
- ・離床時，歩行時の創部をかばうような姿勢
- ・持続硬膜外麻酔注入状況（残量，チューブの屈曲，抜去の有無など）
- ・鎮痛薬の使用頻度と効果，副作用（呼吸抑制，嘔吐，尿閉などの有無）
- ・離床の程度

TP：
- ・会陰部が圧迫されないように，円座や産褥椅子を使用する
- ・痛みがある場合は医師の指示に従い鎮痛薬を投与する
- ・膀胱留置カテーテルや会陰部の骨盤腔カテーテルの刺激が少なくなるよう固定する
- ・日中は休息がとれ，夜間は睡眠が中断されないように援助する

EP：
- ・痛みがあれば，がまんせずに看護師に話すよう説明する
- ・ベッド上では下肢を屈曲し，腹部正中創の伸展を避けるよう指導する
- ・座位時に会陰部が圧迫・伸展されないよう円座や産褥椅子を使用するよう指導する

4 看護過程の展開

評価

　術後 3 日で持続硬膜外麻酔が中止となった A さんは，ベッド上では腹部に緊張をかけないように下肢を屈曲して過ごし，腹部正中創の痛みは自制内で治っていた．しかし，夜間は，創部の伸展や圧迫に留意しながら寝返りをするため眠りが浅く，日中に休息がとれるよう配慮した．一方，食事やストーマケアなどの座位をとったときには，会陰部の圧迫による痛みが増強した．そこで，円座の使用を勧めたところ「これなら座っても大丈夫だ」と言い，以後は疼痛を自制しながら座位姿勢をとれるようになった．その後，創部の感染や血行障害もなく会陰部の痛みは残るものの円座の使用で座位がとれるようになったため術後 14 日目で問題解決とした．

#4　全身麻酔，手術操作，体動不活発に起因する腸閉塞やイレウス（腸管麻痺）のリスク

解決目標

＊術後 48 時間以内に排ガスがある
＊術後 48 時間以内に歩行することができる

具体策

OP：
　以下のことを観察しアセスメントする
　・腹部不快感の有無と程度
　・腹部膨満感の有無と程度
　・排ガス・腸蠕動音の有無
　・腹痛・悪心の有無と程度
　・活動状況（離床状況）
　・鎮痛薬の種類と使用頻度および効果，持続時間
　・表情および態度，言動
　・腹部 X 線写真上の小腸ガスの有無
　・水分出納バランスチェック
TP：
　・四肢の運動などを促し，全身の循環を改善させる
　・安静の指示がない限り，離床あるいは活動を拡大する計画を実行する
　・腰背部温罨法を実施する
　・医師の指示により腸管蠕動亢進薬を投与する
　・医師の指示によりストーマから浣腸または下剤（座薬）を投与する
　・指示された輸液量どおりか確認し正確に施行する
EP：
　・腸蠕動を亢進させるために体位変換や早期離床あるいは活動の拡大が必要であることを
　　説明する
　・腸内ガスが動くことにより腹痛（蠕動痛）が強くなるが，腸蠕動が回復する徴候である
　　ことを説明する

評価

　術後 1 日目より，バイタルサイン測定時に四肢の運動を促し，自分でも少しずつ動かすよう指導すると A さんは自ら四肢の運動を行っていた．術後 2 日目より歩行が許可され，病室内を歩行するも創痛のため臥床していることが多かった．そこで，歩行時は創部を軽く押さえ，振動を少なくするように指導した．また，座位時の会陰創の圧迫，皮膚の伸展に対しては円座を使用することで，座位をとることができるようになり，少しずつ活動範囲が広がった．腸蠕動音は術後 3 日目より聴取されるようになり，ストーマからの排ガスと排便も術後 3 日目よりみられるようになった．腹部 X 線写真においても異常所見である小腸ガスは認められなかった．術後 3 日から流動食が開始され 7 日目には全粥を全量摂取しており，ストーマからは黄褐色の水様便〜軟便の排出がみられる．

#5　骨盤腔内での広範囲な手術操作に起因する感染（骨盤腔内感染）のリスク

解決目標

＊骨盤腔内ドレーンからの排液が効果的に行われる
＊発熱や会陰部創の発赤・熱感がない

具体策

OP：
　以下のことを観察しアセスメントする
　・バイタルサイン，熱型および熱型の経時的変化
　・会陰創の発赤・腫脹・熱感・硬結・疼痛・離開の有無と程度
　・ドレーンからの排液の量，性状，臭気
　・滲出液（ガーゼなど）の色および臭気など
　・ドレーンの状態（ドレーンが圧迫されていたり，閉塞していたりしないか）
　・検査データ（WBC，CRP）
TP：
　・ドレーンの固定の確認を行い，ドレーン管理を行う
　・ドレーンの屈曲，閉鎖に注意し，観察時ミルキングを行う
　・移動時には，ドレーンに排液が逆行しないよう注意する
EP：
　・感染徴候を説明し，症状が出現したら報告するよう説明する．
　・歩行時にドレーンの逸脱・屈曲に注意し，排液バッグを引きずったり，腰より上にあげないよう説明する

評価

　手術当日から術後 2 日目にかけて 38℃台の発熱がみられたが，創部に発赤・腫脹・熱感・硬結・離開を認めず，術後 3 〜 5 日にかけて 37℃台，5 日以降は 36℃台となる．骨盤腔内ドレーンからの排液は術後淡血性〜淡々血性となり，術後 3 日目には漿液性となり排液量も減少したため，術後 5 日目でドレーンが抜去された．術後 7 日目の血液データでは WBC 8,100，CRP 0.9mg/dL と炎症所見は認めなかった．

第4章　人工肛門造設術を受ける患者の看護

#7 手術に起因するストーマ合併症（早期合併症：出血・壊死・脱落・陥没・ストーマ周囲膿瘍）のリスク

解決目標

＊正常な経過でストーマが成育（完成）できる
＊ストーマの合併症を起こさない
＊ストーマ周囲の皮膚障害を起こさない

具体策

OP：

以下のことを観察しアセスメントする
・ストーマの観察（色，大きさ，形状，脱落などの有無）
・ストーマからの出血の有無
・ストーマ周囲皮膚の観察（出血の有無，発赤や発疹などの皮膚障害の有無）
・排泄物の性状，量
・交換時には皮膚保護剤の溶け幅，ふやけ，便のもぐりこみの有無

TP：

・装具の交換
〔手術直後〕
ストーマ周囲皮膚を泡立てた石鹸で十分に清拭・洗浄する
手術直後はストーマの観察ができる透明なストーマ袋とし，粘着力の少ないものを使用する
ストーマの浮腫を考えて，面板のストーマ孔カットはストーマサイズより 5mm 程度大きめとする
手術直後で臥床中の場合は，体軸に対して垂直に装具を貼付する
ストーマと皮膚保護剤の隙間に粉状皮膚保護剤または練り状皮膚保護剤を充填する
便が出始めたら耐久性，粘着性のある装具に変更していく
〔社会復帰に向けての時期〕
装具の交感間隔の目安は，皮膚保護剤の溶け幅が 0.5 〜 1cm 溶けたら交換とする
面板のストーマ孔カットはストーマサイズより 2 〜 3mm 程度大きめとする
ストーマ装具は体軸に対して平行に貼付する

EP：

・セルフケアに向けて指導をする
・患者の反応を確認しながら指導を進めていく

▶ p.172 ■動画 ③ストーマ装具交換（社会復帰用／二品系装具）

評価

　術後ストーマの色は赤色で出血はなく，軽度の浮腫がみられた．術後 3 日目より排便がみられるようになり，流動食が開始され，術後 7 日目には全粥となった．排便も水様便〜軟便となったが，便の漏れはみられず，ストーマ周囲皮膚の発赤・びらん・掻痒感はみられない．
　ストーマセルフケアは歩行開始後便の廃棄から始め，面板のカット，ストーマ周囲の清拭，装具の装着へと進めていった．また，妻も同席してケアを進めていくようにした．Ａさんは，はじめは目をそらし，戸惑う姿がみられたが徐々に手技を習得し，セルフケア可能となった．

8　手術に起因する骨盤内操作による排尿障害

解決目標

＊膀胱留置カテーテル抜去後，自然排尿がみられる
＊尿路感染を起こさない

具体策

OP：
　　以下のことを観察しアセスメントする
　　・手術前，健康時の排尿パターン
　　・水分出納バランスと経時的変化
　　・尿量と性状
　　・膀胱留置カテーテル挿入中の異常徴候
　　・膀胱留置カテーテル抜去時間と抜去後の排尿パターン
　　・残尿の有無　自尿と残尿の経時的変化
　　・腹部膨満感または膨隆の有無
　　・排尿または尿に関する訴え（残尿感・排尿時痛・尿しぶりなど）
　　・焦っていないか，過剰に神経質になっていないか，排尿にストレスを感じていないか
　　・排尿開始時間の遅延や排尿時間の延長の有無
　　・尿意の認識の鈍麻，排尿力減退の有無
　　・尿道炎または膀胱炎症状の有無
　　・血液検査データ（WBC，CRP，BUN など）
TP：
　　・立位，歩行が開始になったら膀胱留置カテーテルを抜去する
　　・膀胱留置カテーテル抜去後，尿意がなくても排尿を促す（カテーテル留置中の時間尿から膀胱に貯留している量を考える）
　　・排尿しやすく，腹圧をかけやすい体位（やや前屈位）を工夫する
　　・リラクゼーション法を行いリラックスできるように工夫する
　　・初回自排尿後，残尿量を測定する
　　・残尿が 50mL 以上ある場合は定期的に間欠導尿を行う（30 ～ 50mL の残尿のときは 1 回 / 日，50 ～ 100mL のときは 2 ～ 4 回 / 日，100mL 以上のときは 6 回 / 日）
　　・間欠導尿は残尿 50mL 以下が数回続けば中止する
EP：
　　・異常な徴候や症状を説明し，症状が出現したら報告するように指導する
　　・残尿が膀胱や腎機能に及ぼす影響を説明する
　　・焦らず，様子をみることも大切であることを説明する
　　・排尿障害があるからといって水分を制限せず，尿量が 1,500mL/ 日以上になるように水分を摂取するよう説明する
　　・残尿が多い場合は，泌尿器科を受診することを説明する（必要であれば清潔間欠自己導尿の指導を行う）
　　・術後排尿障害は，多くの場合時間とともに改善することが多く，6 カ月～ 1 年で自然排尿ができるようになることも多いことを説明する

評価

　A さんは術後 3 日目で膀胱留置カテーテルが抜去された．その後尿意もあり，1 回量 400 ～ 450mL の排尿がみられた．残尿感や排尿困難もみられず，排尿後に一度残尿測定を行ったが，30mL で排尿障害はないと判断された．

第4章　人工肛門造設術を受ける患者の看護

#10　手術に起因する排便機能の変更に関連した自己概念の変調

解決目標
*ストーマをもつ自己をありのままに受容できる
*ストーマに対してプラスのイメージをもつことができる
*ストーマをもった新しい生活について考えることができる

具体策
OP：
以下のことを観察しアセスメントする
・ストーマに対する言動・表情
・ストーマに対するイメージ
・睡眠状態や食欲

TP：
・ストーマケアは熟練した看護師が素早く行い，ストーマに対してマイナスイメージをもたせない
・周囲を気にせずに思いを表出できるような機会（場所，雰囲気）を設ける
・訴えに耳を傾けて誠実に対応することで信頼関係を築く
・外見や社会生活を営むうえでの心配事や不安に対して，患者・妻とともに解決策を見出す
・ストーマをめぐる諸問題に対し，常にプラスの反応を心がけることで，ストーマに対するイメージの転換を図る

EP：
・病気やストーマ，今後の変化について家族と話し合うよう促す
・オストミービジターと交流してさまざまな体験談を聞き，自身の現状やこれからの生活を客観視するよう勧める

評価
　Aさんはストーマを見ることはできるが，装具交換時は目をそらしており，医療者に「みっともない」「こんな姿になって情けない」という感情を漏らしていた．そこで，こうしたマイナスイメージをプラスイメージに転換できるように，ストーマの排泄物の排除時や装具交換時に「今日も（ストーマ）がAさんのためにちゃんと働いていますね」「元気そうな色ですね」といったプラスの言葉をかけるようにした．やがて，Aさんのほうから「今日の調子はどうですか？」とストーマの様子を尋ねてくるようになり，術後10日目にはストーマ装具を装着した自分の姿や交換する姿も自然と見ることができるようになった．術後11日目には本人の希望もあり，オストミービジターと交流する機会を設けた．話を聞いたAさんには安堵の表情がみられるようになった．翌日からは今後の生活を見据えた具体的な質問が聞かれるようになった．

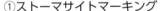　**ストーマの関連動画 QR コード**

ストーマの関連動画を QR コードより確認できます．
①ストーマサイトマーキング
②ストーマ装具交換（手術後／一品系装具）
③ストーマ装具交換（社会復帰用／二品系装具）

（動画コンテンツの視聴につきましては，詳しくは本書最終頁をご覧ください）

索引

あ
アセスメント（退院前）………… 68

い
イーラス ………………………… 106
イレウス ………… 36, 113, 145
医療計画 ……………………………… 1
医療費控除 …………………… 162
胃の解剖 ………………………… 17
胃の機能 ……………………… 17, 20
胃の循環系 ……………………… 21
胃の神経系 ……………………… 22
胃癌の壁深達度 ………………… 25
胃癌の症状 ……………………… 25
胃癌の進行度分類 ……………… 23
胃癌の転移 ……………………… 24
胃癌治療ガイドライン ………… 26
胃切除術 ………………………… 52
胃全摘術 …………………… 27, 33
胃相 ……………………………… 20
胃壁 ……………………………… 17

う
運動 ……………………………… 116

お
オストミービジター …………… 140
オストメイト …………………… 161
横行結腸 ………………………… 82

か
下行結腸 ………………………… 82
介護保険申請 …………………… 80
回腸 ……………………………… 82
乾性ラ音 ………………………… 44
感染 ……………………………… 147
環境整備 ………………………… 81
灌注排便法 ……………………… 154
癌胎児性抗原 …………………… 132

き
気腹針 …………………………… 94
気腹装置 ………………………… 94
気腹法 …………………………… 92
起立性低血圧 …………………… 47
逆流性食道炎 ……………… 38, 50
休息 ……………………………… 116

く
空腸間置法 ……………………… 27

け
結腸ひも ………………………… 83
結腸膨起 ………………………… 83
肩痛 ……………………………… 113

こ
コミュニケーション …………… 51
コロンクリーニング …………… 106

呼吸トレーニング ……………… 106
呼吸音 …………………………… 44
呼吸理学療法 …………………… 110
固有筋層 ………………………… 18
口腔ケア …………………… 13, 14
口腔内アセスメント …………… 13
口腔内リンス液 ………………… 15
肛門温存手術 …………………… 133
後期ダンピング症候群 ………… 38
硬膜外鎮痛薬注入法 …………… 90

さ
再建法 …………………………… 27
災害への備え …………………… 159
臍処置 …………………………… 107

し
死腔 ……………………………… 147
自然排便法 ……………………… 151
自律神経温存手術 ……………… 133
指圧 ……………………………… 117
湿性ラ音 ………………………… 44
社会保障・税一体改革大綱 …… 1
手術患者の回復力強化 ………… 106
手術体位と配置 ………………… 95
手段的生活活動尺度 …………… 53
周術期口腔機能管理 …………… 11
十二指腸 ………………………… 19
術後の経過（術直後～術後4日
　　まで） ……………………… 56
術後の経過（5日目以降）…… 66
術後の体力低下 …………… 74, 79
術後合併症 ………… 32, 109, 144
術後出血 …………… 32, 112, 144
術後貧血 ………………………… 39
術後4日までのアセスメント … 58
術式の理解 ……………………… 90
術前オリエンテーション ……… 100
術前オリエンテーション用パンフ
　　レット ……………………… 103
術前トレーニング ……………… 100
術前患者の不安・恐怖 ………… 99
術前訪問用パンフレット ……… 105
除毛 ……………………………… 107
小腸 ……………………………… 82
障害高齢者の日常生活自立度
　　判定基準 …………………… 54
漿膜 ……………………………… 19
上行結腸 ………………………… 82
食事指導 ………………………… 49
食事療法 ………………………… 116
食道 ……………………………… 19
身体障害者手帳 ………………… 161
進行癌 …………………………… 23
人工呼吸器関連肺炎 …………… 13
人工肛門 ………………………… 124
人工肛門造設術 ………………… 122

す
ストーマ …………………… 136, 138
ストーマ外来 …………………… 161
ストーマ合併症 ………………… 148
ストーマサイトマーキング
　　……………………… 141, 141, 172
ストーマ装具 ………… 152, 162, 172
ストーマ造設術 …………… 135, 137
ストーマ用品 …………………… 158
ストーマ用品セーフティネット
　　連絡会 ……………………… 160
水溶性造影剤 …………………… 35
膵液漏 …………………………… 32

せ
セルフケア ……………………… 150
性機能障害 ……………………… 148
洗口液 …………………………… 15
穿刺式気腹法 …………………… 92
前投薬 …………………………… 108

そ
早期ダンピング症候群 ………… 37
早期癌 …………………………… 23
創感染 …………………………… 111
創痛 ……………………………… 144
総義歯 …………………………… 14

た
ダブルトラクト法 ……………… 27
ダンピング症候群
　　……………… 37, 50, 69, 73, 79
代謝拮抗薬 ……………………… 67
退院に向けた解決目標 ………… 70
退院後の食生活 ………………… 119
退院支援 ………………… 2, 4, 9
退院支援スクリーニングシート … 5
退院支援加算 …………………… 3
退院支援看護師 ……………… 3, 10
退院調整 ………………… 2, 4
退院調整加算 …………………… 3
退院調整看護師 ………………… 3
大腸の運動促進 ………………… 90
大腸の解剖 ……………………… 82
大腸の機能 ………………… 84, 127
大腸の構造 ……………………… 83
大腸の循環系 …………………… 87
大腸の神経系 …………………… 87
大腸癌の壁深達度 ……………… 129
大腸癌の進行度 ………………… 130
大腸癌の組織学的分類 ………… 128
大腸癌の肉眼的分類 …………… 129
大腸癌の病態 …………………… 128
大腸癌の部位別臨床症状 ……… 131
大腸癌の腹腔鏡下手術 ………… 91
大腸癌治療ガイドライン ……… 91
炭酸ガス …………………… 92, 98
断続性ラ音 ……………………… 44

173

ち
地域包括ケアシステム ……………… 1
腸管内洗浄 …………………… 106
腸管麻痺 ………………… 36, 145
腸蠕動音 …………………… 114
腸相 ……………………………… 20
腸閉塞 ……………… 36, 113, 145
直腸 ……………………………… 82
直腸の解剖 …………………… 122

つ
吊り上げ法 ……………………… 93

て
テガフール・ギメラシル・
　オテラシルカリウム …………… 67
定型手術 ………………………… 27

と
トロカール ……………………… 97
ドレーン ………………………… 40
ドレナージ ……………………… 40
頭相 ……………………………… 20

な
内視鏡下外科手術 ……………… 90

に
日本オストミー協会 …………… 160
日本人の食事摂取基準 ………… 75
入院時支援加算 ………………… 3
入退院支援加算 ………………… 3
認知症高齢者 …………………… 51

ね
寝たきり度判定基準 …………… 54
粘膜 ……………………………… 17
粘膜下層 ………………………… 18

の
脳相 ……………………………… 20

は
バリウム ………………………… 35
パッチテスト …………………… 140
肺炎 …………………………… 109
肺音 ……………………………… 42
肺音の分類 ……………………… 44
肺葉 ……………………………… 42
排泄習慣 ……………………… 115
排尿障害 ……………………… 145
排便コントロール ……………… 114

ひ
ビルロートⅠ法 ………………… 29
ビルロートⅡ法 ………………… 29
皮下気腫 ……………………… 113
皮膚・排泄ケア認定看護師 …… 139
非定型手術 ……………………… 27

ふ
不整脈 ………………………… 111
副雑音 …………………………… 44
腹会陰式直腸切断術 ………… 136
腹腔鏡 …………………………… 94
腹腔鏡下結腸切除術 …………… 92
腹腔鏡下手術 ……………… 31, 90
腹膜垂 …………………………… 83
吻合 ……………………………… 36
噴門側胃切除術 ………………… 30

へ
便意 ……………………………… 86
便秘 …………………………… 117

ほ
ボディイメージ …………… 138, 148
縫合 ……………………………… 36
縫合不全 ……………… 34, 113, 147

む
無気肺 ………………………… 109

も
モニタリング …………………… 9
盲腸 ……………………………… 82

や
薬物療法 ……………………… 116

ゆ
幽門側胃切除術 ………………… 29
幽門保存胃切除術 ……………… 29

り
リンクナース …………………… 3
離床 ……………………………… 46

る
ルーワイ法 ………………… 27, 33

れ
連続性ラ音 ……………………… 44

わ
腕神経叢麻痺 ………………… 114

A～Z・他
CEA …………………………… 132
CO_2 …………………………… 92, 93
dead space …………………… 147
Dukes 分類 …………………… 129
Enhanced Recovery After
　Surgery …………………… 106
ERAS ………………………… 106
gastric cancer ………………… 25
His 角 …………………………… 30
IADL 尺度 ……………………… 53
lung sounds …………………… 44
Miles 術 ………………… 136, 163
PCA …………………………… 56
SaO_2 …………………………… 96
SpO_2 …………………………… 96
S 状結腸 ………………………… 82
TS-1 ……………………… 30, 67

〈講義から実習へ〉高齢者と成人の周手術期看護3
開腹術/腹腔鏡下手術を受ける患者の看護　第3版
ISBN978-4-263-23987-2

2000年1月10日　第1版第1刷発行（〈講義から実習へ〉周手術期看護3
　　　　　　　　　　　　　　　　　開腹術/腹腔鏡下手術を受ける患者
　　　　　　　　　　　　　　　　　の看護）
2011年11月1日　第1版第14刷発行
2013年3月15日　第2版第1刷発行（改題）
2019年2月10日　第2版第8刷発行
2019年8月25日　第3版第1刷発行
2022年1月10日　第3版第4刷発行

　　　　　　　　　　　　　　編　著　竹　内　登美子
　　　　　　　　　　　　　　発行者　白　石　泰　夫
　　　　　　　　　　　　発行所　医歯薬出版株式会社
　　　　　　　　　　　〒113-8612　東京都文京区本駒込1-7-10
　　　　　　　　　　　TEL.（03）5395-7618（編集）・7616（販売）
　　　　　　　　　　　FAX.（03）5395-7609（編集）・8563（販売）
　　　　　　　　　　　　　https://www.ishiyaku.co.jp/
　　　　　　　　　　　　郵便振替番号　00190-5-13816

乱丁, 落丁の際はお取り替えいたします　　　印刷・教文堂／製本・愛千製本所
　　　　　　　© Ishiyaku Publishers, Inc., 2000, 2019. Printed in Japan

本書の複製権・翻訳権・翻案権・上映権・譲渡権・貸与権・公衆送信権（送信可能化権
を含む）・口述権は, 医歯薬出版(株)が保有します.
本書を無断で複製する行為（コピー, スキャン, デジタルデータ化など）は,「私的使用
のための複製」などの著作権法上の限られた例外を除き禁じられています. また私的使用
に該当する場合であっても, 請負業者等の第三者に依頼し上記の行為を行うことは違法と
なります.

JCOPY ＜出版者著作権管理機構 委託出版物＞
本書をコピーやスキャン等により複製される場合は, そのつど事前に出版者著作権
管理機構（電話 03-5244-5088, FAX 03-5244-5089, e-mail：info@jcopy.or.jp）の許諾を
得てください.

本書に付属する動画コンテンツについて

本書 p.172 に掲載している通り，関連する動画を以下の方法にてインターネット上で視聴することができます．

◆パソコンで視聴する方法

以下の URL にアクセスし，該当項目をクリックすることで動画を視聴することができます．

https://www.ishiyaku.co.jp/ebooks/239870/

［動作環境］
　Windows 7 以上の Microsoft Edge，Google Chrome 最新版
　MacOS 10.10 以上の Safari 最新版

◆スマートフォン・タブレットで視聴する方法

上記の URL を入力するか，以下の QR コードを読み込んでサイトにアクセスし，該当項目をクリックすることで動画を視聴することができます．

［動作環境］
　Android 6.0 以上の Google Chrome 最新版
　iOS 11 以上の Safari 最新版
　※フィーチャーフォン（ガラケー）には対応しておりません．

◆注意事項

・お客様がご負担になる通信料金について十分にご理解のうえご利用をお願いします．
・本コンテンツを無断で複製・公に上映・公衆送信（送信可能化を含む）・翻訳・翻案することは法律により禁止されています．

◆お問い合わせ先

以下のお問い合わせフォームよりお願いいたします．
URL：https://www.ishiyaku.co.jp/ebooks/inquiry/